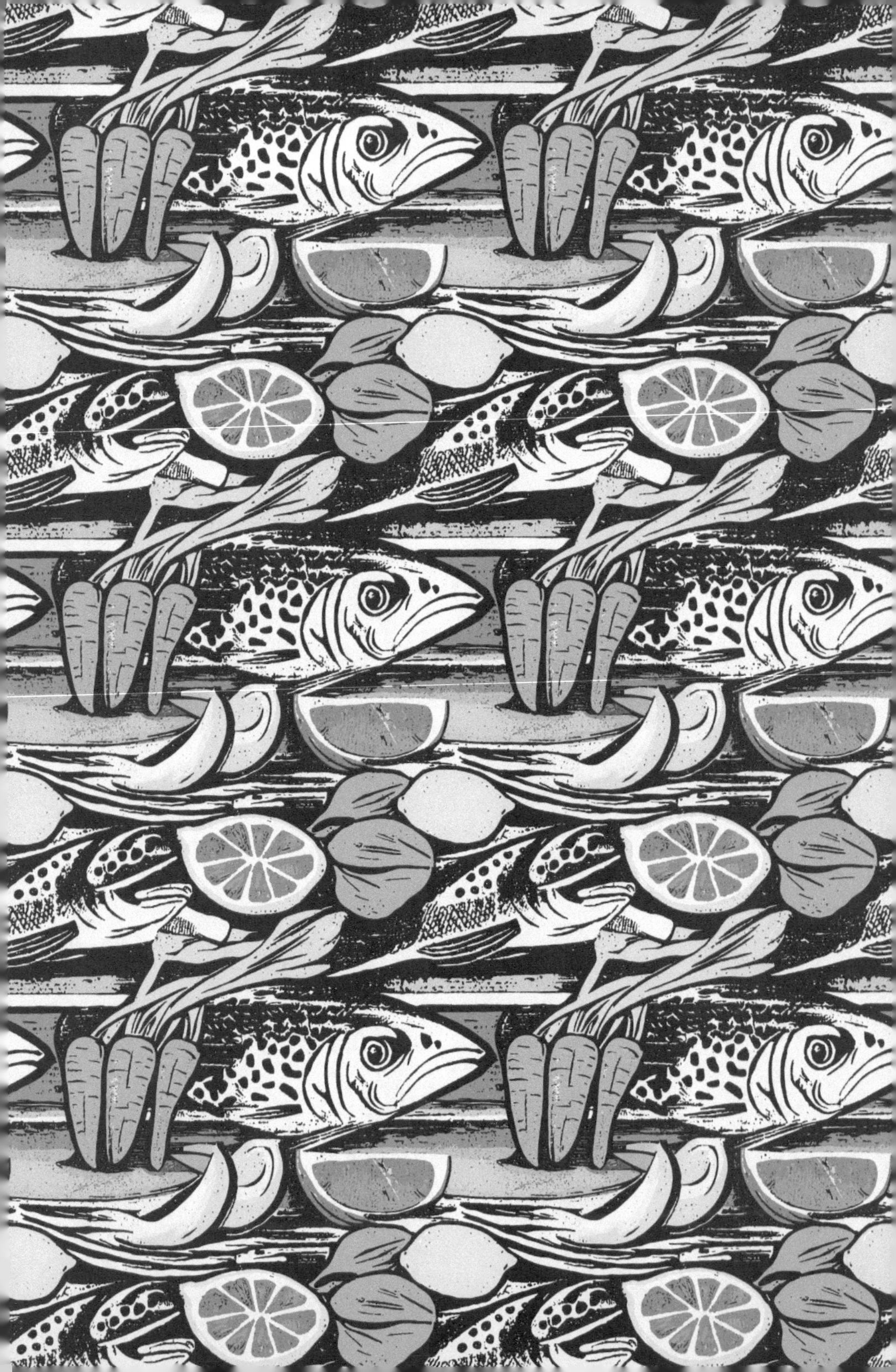

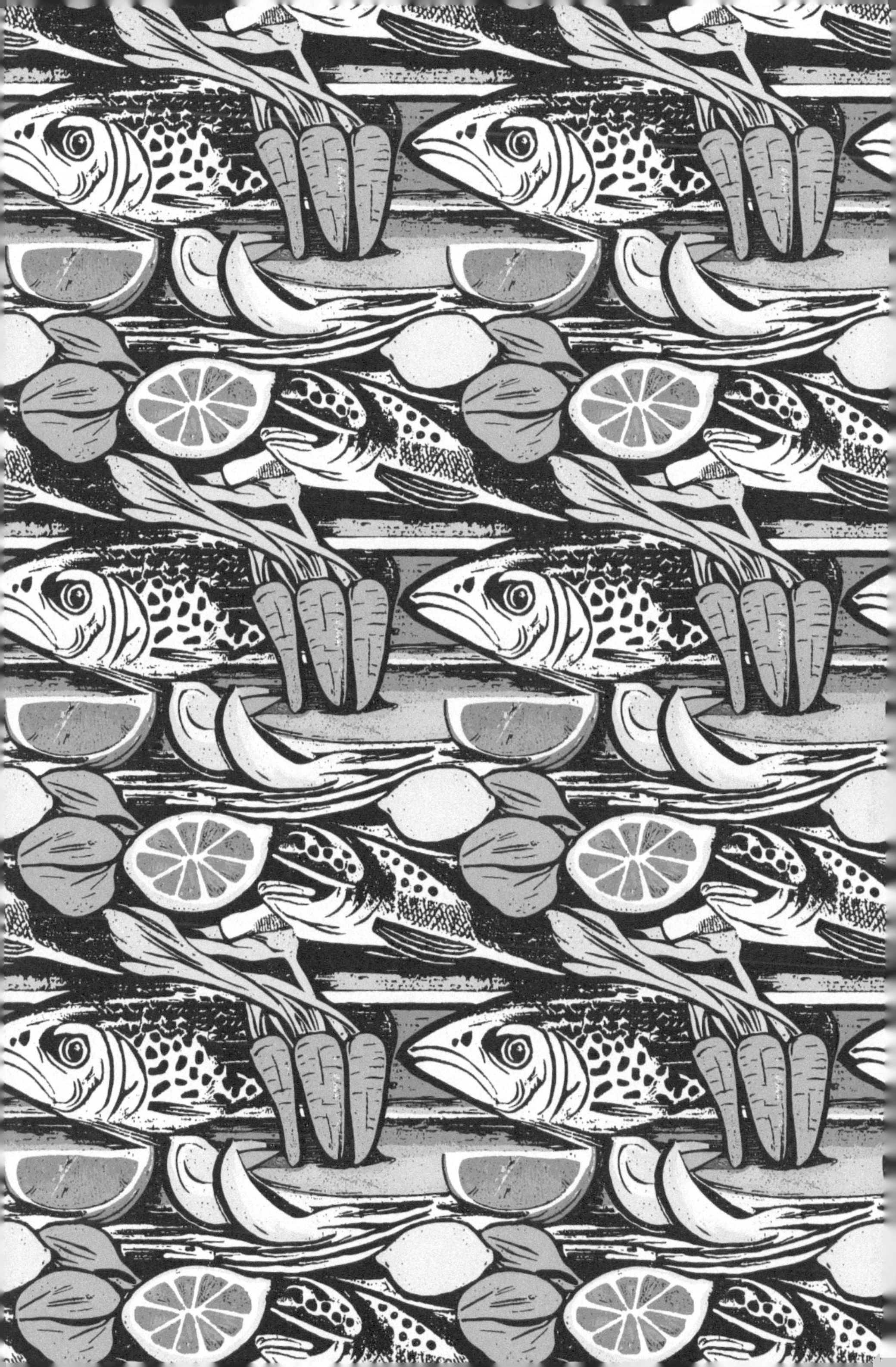

Colophon

Saage Media GmbH
c/o SpinLab – The HHL Accelerator
Spinnereistraße 7
04179 Leipzig, Germany
E-Mail: contact@SaageMedia.com
Web: www.SaageMedia.com
Commercial Register: Local Court Leipzig, HRB 42755 (Handelsregister: Amtsgericht Leipzig, HRB 42755)
Managing Director: Rico Saage (Geschäftsführer)
VAT ID Number: DE369527893 (USt-IdNr.)

Editore: Saage Media GmbH
Pubblicazione: 02.2025
Design della copertina: Saage Media GmbH
ISBN Brossura (it): 978-3-384-52214-6
ISBN Ebook (it): 978-3-384-52215-3

Note legali / Avvisi

I link esterni e i riferimenti alle fonti elencati in questo libro sono stati verificati al momento della pubblicazione. L'autore non ha alcuna influenza sulla progettazione e sui contenuti attuali e futuri delle pagine collegate. Il fornitore del sito web collegato è l'unico responsabile per contenuti illegali, errati o incompleti e per danni derivanti dall'uso o dal mancato uso delle informazioni, non chi fa riferimento alla rispettiva pubblicazione tramite link. Tutte le fonti esterne utilizzate sono elencate nella bibliografia. Nonostante l'accurato controllo dei contenuti, non ci assumiamo alcuna responsabilità per i contenuti di fonti esterne. Gli operatori delle fonti citate sono gli unici responsabili del loro contenuto. Immagini e fonti di terzi sono contrassegnate come tali. La riproduzione, l'elaborazione, la distribuzione e qualsiasi tipo di sfruttamento al di fuori dei limiti del diritto d'autore richiedono il consenso scritto dell'autore o del creatore.
Questo libro è stato tradotto dal tedesco. Non si possono escludere completamente deviazioni dall'originale o errori di traduzione. Tutte le fonti citate nel libro sono disponibili in inglese. Non ci assumiamo alcuna responsabilità per eventuali imprecisioni o malintesi di contenuto derivanti dalla traduzione.
I dati nei diagrammi che non sono esplicitamente contrassegnati con una fonte non si basano su studi ma sono ipotesi non vincolanti per una migliore visualizzazione.
Questo libro è stato creato utilizzando l'Intelligenza Artificiale (IA) e altri strumenti. Tra le altre cose, sono stati utilizzati strumenti per la ricerca, la scrittura/editing e la generazione di illustrazioni decorative. Nonostante i controlli, non si possono escludere completamente gli errori. Vorremmo sottolineare che l'uso dell'IA serve come strumento di supporto per offrire ai nostri lettori un'esperienza di lettura di alta qualità e stimolante.

I riferimenti e le citazioni contenuti in questo libro sono stati accuratamente ricercati e riprodotti nel loro significato. L'interpretazione e la presentazione del contenuto citato riflettono la comprensione dell'autore e non necessariamente corrispondono all'intenzione o all'opinione degli autori originali. Per le citazioni parafrasate, le dichiarazioni principali delle fonti originali sono state incorporate nel contesto di quest'opera secondo le migliori conoscenze e convinzioni, ma possono deviare dalle formulazioni originali e dalle sfumature di significato a causa del trasferimento e della semplificazione. Tutte le fonti utilizzate sono completamente elencate nella bibliografia e possono essere lette lì nell'originale. La responsabilità dell'interpretazione e dell'incorporazione contestuale del contenuto citato è dell'autore di questo libro. Per domande scientifiche e informazioni dettagliate, si raccomanda di consultare le fonti originali. L'autore si è sforzato di presentare argomenti scientifici complessi in modo generalmente comprensibile. Non si possono escludere semplificazioni e generalizzazioni. Non può essere fornita alcuna garanzia per l'accuratezza tecnica e la completezza delle presentazioni semplificate. La riproduzione parafrasata di citazioni e scoperte scientifiche viene effettuata coscienziosamente in conformità con la legge sulle citazioni secondo § 51 UrhG e tutte le disposizioni pertinenti sul diritto d'autore di altri paesi. Quando si semplifica, trasferisce e possibilmente traduce contenuto scientifico in un linguaggio generalmente comprensibile, si possono perdere sfumature di significato e dettagli tecnici. L'autore non rivendica diritti sulle opere citate e rispetta tutti i diritti d'autore degli autori originali. Se viene rilevato un uso non autorizzato, l'autore chiede di essere informato per prendere le misure appropriate. Per scopi accademici e quando utilizzato come riferimento scientifico, si raccomanda espressamente di consultare le fonti originali. La presentazione semplificata serve esclusivamente per informazione scientifica popolare.

La dieta metabolica presentata in questo libro e le relative raccomandazioni nutrizionali e di esercizio si basano su ricerche accurate e esperienze pratiche. Tuttavia, non è possibile garantire né la completezza né l'assenza di errori delle informazioni fornite. La dieta metabolica descritta non è intesa come un sostituto di una consulenza o trattamento medico professionale. Prima di iniziare la dieta, è consigliabile far controllare il proprio stato di salute da un medico, soprattutto se si soffre di patologie preesistenti, si assumono farmaci o si è in gravidanza. L'attuazione delle raccomandazioni nutrizionali e del programma di esercizi avviene sotto la propria responsabilità. Non si assume alcuna responsabilità per eventuali danni alla salute o effetti indesiderati derivanti dall'applicazione dei metodi descritti. La dieta chetogenica può essere controindicata per determinate categorie di persone. In caso di dubbi, si prega di consultare un nutrizionista o un medico che possa fornire consulenze personalizzate in base alla propria situazione. Tutte le informazioni sui valori nutrizionali, le quantità di calorie e le unità di esercizio sono indicazioni e potrebbero dover essere adattate in base alla costituzione individuale. Le scoperte scientifiche nel campo della nutrizione e del metabolismo sono in continua evoluzione, pertanto alcune informazioni al momento della lettura potrebbero non essere più aggiornate. I marchi e i nomi dei prodotti menzionati nel libro possono essere marchi registrati o marchi di fabbrica dei rispettivi proprietari. Le fonti utilizzate sono elencate nell'appendice.

Bendis Saage

Dieta Metabolica: Risvegliare il Metabolismo Senza HCG

La guida completa per ottimizzare il metabolismo con la dieta chetogenica e un programma di 30 giorni per il reset metabolico naturale

62 Fonti
42 Diagrammi
42 Immagini
7 Illustrazioni

Cari lettori,

vi ringraziamo di cuore per aver scelto questo libro. Con la vostra scelta ci avete dato non solo la vostra fiducia, ma anche parte del vostro prezioso tempo. Lo apprezziamo molto.

Vuoi ottimizzare il tuo metabolismo in modo naturale e perdere peso in modo sostenibile? Questo libro mostra un approccio scientificamente fondato per l'ottimizzazione del metabolismo, senza ormoni artificiali. La cura del metabolismo di 30 giorni combina una dieta chetogenica con un programma di esercizi equilibrato, tenendo conto dei meccanismi di regolazione naturali del corpo. Riceverai un piano strutturato con raccomandazioni alimentari pratiche e esercizi efficaci per attivare il metabolismo. Il concetto spiega in modo chiaro le interrelazioni biologiche e mostra come risolvere le blocchi metaboliche e migliorare la tua flessibilità metabolica. Grazie alla combinazione di dieta chetogenica, movimento mirato e reset metabolico, raggiungerai un cambiamento sostenibile del tuo bilancio energetico. Inizia ora con questa guida pratica per una vita più sana con un metabolismo ottimale.

Questa guida fornisce informazioni comprensibili e pratiche su un argomento complesso. Grazie a strumenti digitali autoprodotti che utilizzano anche reti neurali, siamo stati in grado di condurre ricerche approfondite. I contenuti sono stati strutturati in modo ottimale e sviluppati fino alla versione finale per fornire una panoramica ben fondata e facilmente accessibile. Il risultato: ottieni una visione completa e benefici di spiegazioni chiare ed esempi illustrativi. Anche il design visivo è stato ottimizzato attraverso questo metodo avanzato in modo da poter cogliere e utilizzare rapidamente le informazioni.

Ci impegniamo per la massima precisione, ma siamo grati per qualsiasi segnalazione di possibili errori. Visitate il nostro sito web per trovare le ultime correzioni e aggiunte a questo libro. Queste saranno incorporate anche nelle edizioni future.

Speriamo che vi piaccia leggere e scoprire cose nuove! Se avete suggerimenti, critiche o domande, attendiamo il vostro feedback. Solo attraverso uno scambio attivo con voi lettori le future edizioni e opere potranno diventare ancora migliori. Restate curiosi!

Bendis Saage

Saage Media GmbH - Squadra

- www.SaageBooks.com/it
- support@saagemedia.com
- Spinnereistraße 7 - c/o SpinLab – The HHL Accelerator, 04179 Leipzig, Germany

Accesso rapido alla conoscenza

Per garantire un'esperienza di lettura ottimale, desideriamo familiarizzarvi con le caratteristiche principali di questo libro:

- **Struttura Modulare:** Ogni capitolo è autonomo e può essere letto indipendentemente dagli altri.
- **Ricerca Approfondita:** Tutti i capitoli si basano su ricerche approfondite e sono supportati da riferimenti scientifici. I dati mostrati nei diagrammi servono per una migliore visualizzazione e si basano su ipotesi, non sui dati forniti nelle fonti. Un elenco completo delle fonti e dei crediti delle immagini si trova nell'appendice.
- **Terminologia Chiara:** I termini tecnici sottolineati sono spiegati nel glossario.
- **Riassunti dei Capitoli:** Alla fine di ogni capitolo troverete riassunti concisi che vi daranno una panoramica dei punti chiave.
- **Raccomandazioni Concrete:** Ogni sottocapitolo si conclude con un elenco di consigli specifici per aiutarvi a mettere in pratica ciò che avete imparato.

Materiali bonus aggiuntivi sul nostro sito web

Sul nostro sito web pianifichiamo di mettere a disposizione i seguenti materiali esclusivi:

- Contenuti bonus e capitoli aggiuntivi
- Un riepilogo complessivo compatto
- Una versione radiodrammatica. (In pianificazione)

Il sito web è attualmente in costruzione.

www.SaageBooks.com/it/
cura_metabolica_senza_hcg-bonus-1O724Y

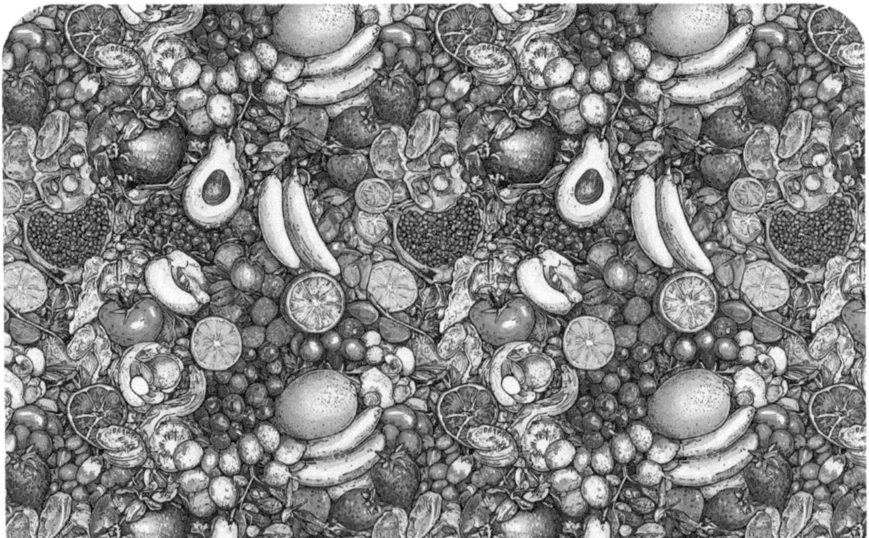

Indice

1. Fondamenti del metabolismo

Perché alcune persone non perdono peso nonostante la dieta, mentre altre sembrano ridurre il loro peso senza sforzo? Il metabolismo umano segue regole complesse che vanno ben oltre il semplice conteggio delle calorie. Una cura metabolica mirata può attivare questi processi naturali e mettere il corpo in una modalità ottimale di combustione dei grassi. I prossimi 30 giorni ristruttureranno il vostro metabolismo in modo duraturo - senza ormoni artificiali o preparati rischiosi. Scoprite come il vostro corpo può utilizzare efficacemente le proprie riserve di grasso.

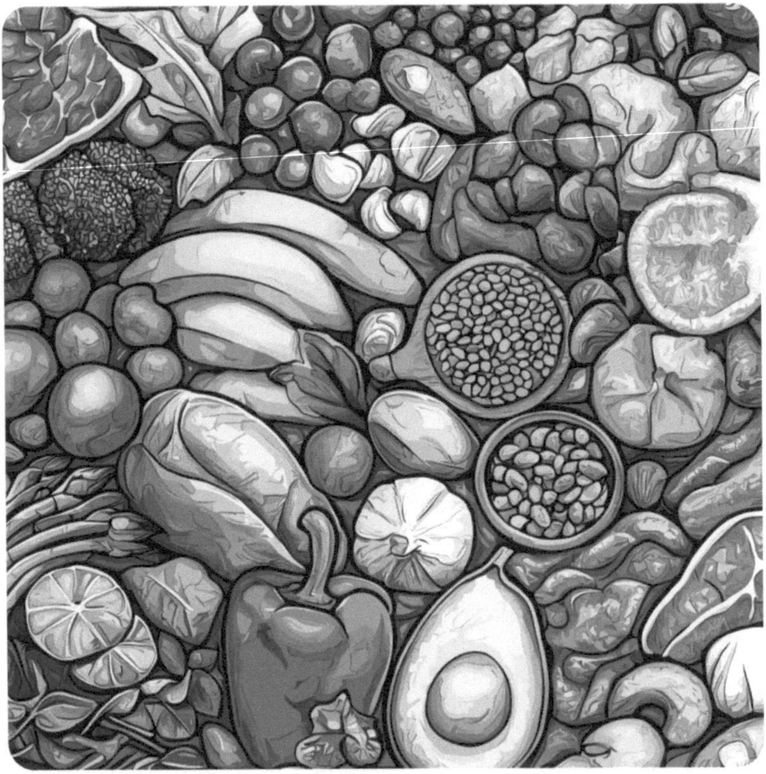

1. 1 Vantaggi senza ormoni

Un metabolismo ottimizzato è alla base di una gestione del peso sostenibile e del benessere. Invece di ricorrere agli ormoni, questa cura del metabolismo sfrutta meccanismi naturali come la stimolazione dell'ormone della crescita e l'ottimizzazione della funzione tiroidea. Esplora i benefici della restrizione calorica, del digiuno intermittente e di una dieta ricca di fibre: strategie che non solo attivano la combustione dei grassi, ma migliorano anche la sensibilità all'insulina e la salute intestinale. Questo approccio naturale evita i rischi degli interventi ormonali e promuove cambiamenti positivi a lungo termine. Scopri ora come ottimizzare il tuo metabolismo senza ormoni e rafforzare la tua salute in modo sostenibile.

Una dieta metabolica di successo si basa sull'attivazione dei meccanismi di regolazione del corpo attraverso metodi naturali come la restrizione calorica, il digiuno intermittente e un'alimentazione ricca di fibre, piuttosto che sul ricorso a ormoni esterni.

Ottimizzazione naturale del metabolismo

Un metabolismo ottimizzato è la chiave per una gestione del peso sostenibile e un benessere generale. Invece di fare affidamento su ormoni esterni, l'ottimizzazione naturale del metabolismo si concentra sui processi corporei. Un modo per farlo è influenzare l'ormone della crescita. Ormoni che rilasciano ormone della crescita, messaggeri naturali del corpo, possono stimolare la secrezione pulsatile dell'ormone della crescita. Questo può avere effetti positivi sulla composizione corporea e sul metabolismo, riducendo il grasso viscerale e migliorando i valori dei grassi nel sangue, senza influenzare negativamente la sensibilità all'insulina [s1]. Questi effetti positivi sul rischio cardiovascolare sembrano essere indipendenti dalla massa grassa totale e potrebbero essere mediati da una riduzione dei marcatori di rischio [s1]. Un altro aspetto importante è la tiroide. Gli ormoni tiroidei influenzano fortemente il metabolismo, ma un sovradosaggio comporta rischi per la salute del metabolismo e del cuore [s2]. Una dieta equilibrata e metodi naturali sono quindi preferibili alla manipolazione ormonale [s2]. Il digiuno intermittente (IF) offre un ulteriore approccio. L'IF cambia il metabolismo dalla combustione del glucosio a quella dei grassi e dei chetoni, una volta esauriti i depositi di glicogeno dopo 12-36 ore [s3]. Questo "interruttore metabolico" rende i chetoni la principale fonte di energia per il cervello e il corpo, preserva la massa muscolare e può migliorare la mobilizzazione dei grassi e la sensibilità all'insulina in caso di sovrappeso [s3]. Inoltre, l'IF ha effetti antinfiammatori, può ridurre il rischio di malattie metaboliche, migliorare la pressione sanguigna e i livelli di colesterolo e persino avere effetti neuroprotettivi [s3]. Chi inizia con l'IF potrebbe, ad esempio, limitare l'assunzione di cibo a una finestra temporale di otto ore per due giorni alla settimana e mangiare normalmente nei restanti giorni.

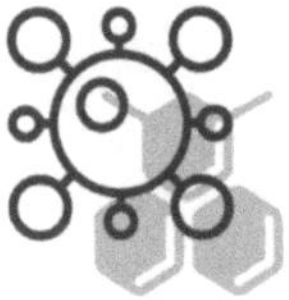

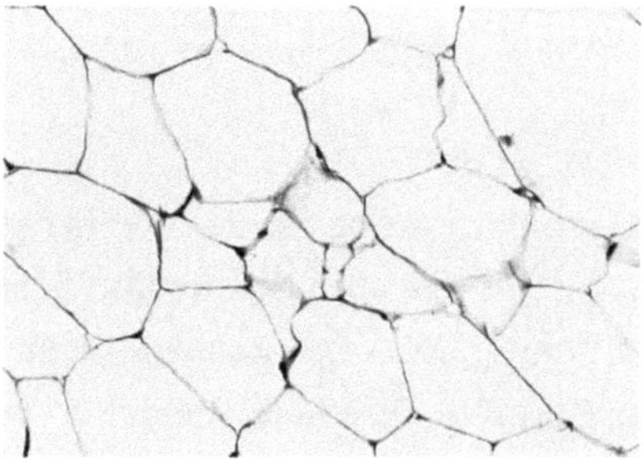

Grasso viscerale [i1]

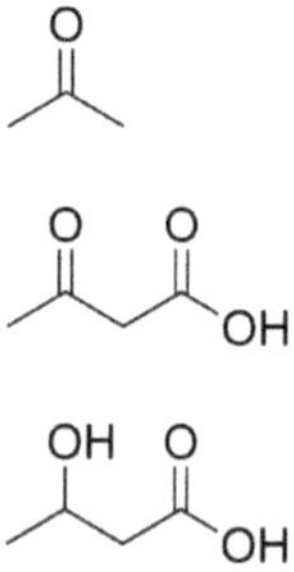

Chetone [i2]

Utile sapere

Effetti neuroprotettivi

Meccanismi di protezione che preservano le cellule nervose dai danni. Nel contesto di una cura del metabolismo senza HCG, il digiuno intermittente può avere potenzialmente effetti neuroprotettivi e promuovere la salute del cervello.

Digiuno intermittente (IF)

Una forma di alimentazione in cui si alternano fasi di assunzione di cibo a fasi di digiuno. Nel contesto di una cura del metabolismo senza HCG, l'IF può cambiare il metabolismo verso la combustione dei grassi e migliorare la sensibilità all'insulina, senza dover ricorrere a ormoni.

Ormoni che rilasciano ormone della crescita

Messaggeri naturali del corpo che stimolano il rilascio dell'ormone della crescita. Nel contesto di una cura del metabolismo senza HCG, questi ormoni possono essere influenzati in modo naturale attraverso schemi alimentari e di movimento adattati, per influenzare positivamente il metabolismo e promuovere la combustione dei grassi, senza dover fare affidamento su ormoni sintetici.

Attivazione del metabolismo

Confronto: Metodi naturali vs. ormonali

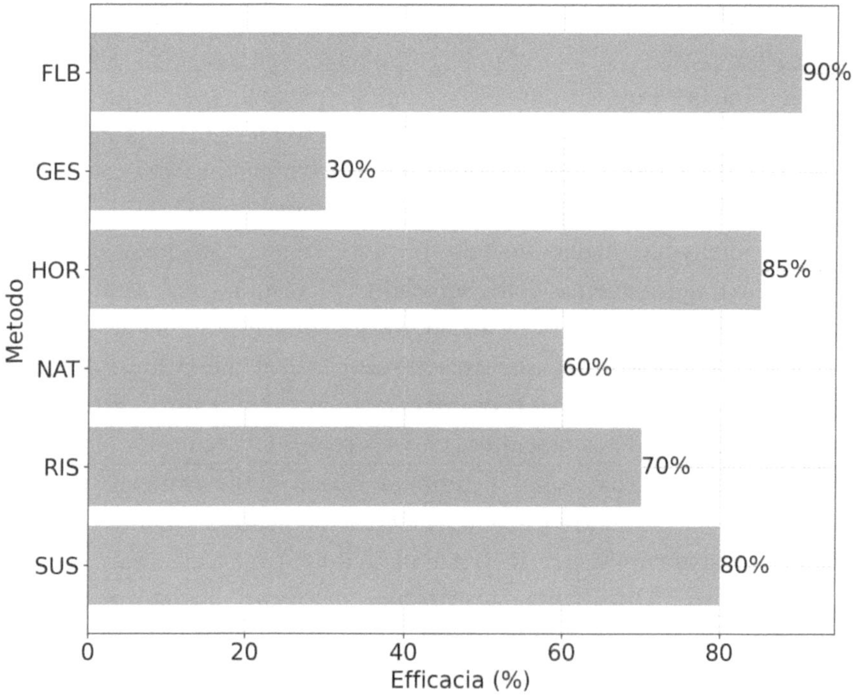

FLB: Flessibilità

GES: Velocità

HOR: Metodo ormonale

NAT: Ottimizzazione naturale

RIS: Rischio

SOS: Sostenibilità

L'ottimizzazione naturale del metabolismo si comporta nettamente meglio dell'approccio ormonale in aree come sostenibilità, rischio e flessibilità. I metodi ormonali mostrano una più rapida perdita di peso, ma con potenziali effetti collaterali e un effetto a lungo termine limitato.

Meccanismi di regolazione del corpo

Il corpo umano dispone di meccanismi complessi per l'autoregolazione del metabolismo, che vanno ben oltre la semplice considerazione di singoli ormoni. Questi meccanismi di regolazione si intrecciano e rispondono in modo dinamico a diverse influenze come l'assunzione di cibo, l'attività fisica e il sonno. Restrizione calorica, ovvero la riduzione consapevole dell'apporto calorico, ha un impatto duraturo su questi processi [s4]. Essa influisce non solo sulla composizione corporea, ma modula anche la secrezione di insulina, l'attività degli ormoni tiroidei e l'efficienza dei mitocondri, le centrali energetiche delle cellule. Curiosamente, questi adattamenti spesso rimangono anche quando il peso viene mantenuto dopo una dieta. Un miglioramento della sensibilità all'insulina può contribuire a lungo termine a un livello di zucchero nel sangue più stabile. Anche la tiroide, che gioca un ruolo centrale nel metabolismo, risponde all'apporto calorico. I suoi ormoni regolano, tra l'altro, il consumo energetico e la temperatura corporea. L'efficienza energetica mitocondriale, a sua volta, determina quanto efficacemente il corpo estrae energia dai nutrienti. Un'efficienza aumentata significa che più energia è disponibile per le funzioni cellulari e meno viene dispersa come calore. Oltre alla restrizione calorica, anche il Digiuno intermittente (IF) offre opportunità per influenzare positivamente i meccanismi di regolazione del corpo [s5]. L'IF non solo influisce sul metabolismo stimolando la combustione dei grassi, ma influisce anche sull'orologio interno del corpo, il ritmo circadiano. Un ritmo circadiano stabile è importante per numerosi processi metabolici, la produzione di ormoni e il ciclo sonno-veglia. Chi supporta il proprio ritmo circadiano attraverso orari regolari di sonno e pasti può ottimizzare il proprio metabolismo. Un ulteriore effetto positivo dell'IF si manifesta nell'intestino: la composizione della flora intestinale, nota anche come microbiota, cambia. Una flora intestinale sana è importante per la digestione, l'assorbimento dei nutrienti e il sistema immunitario e gioca anche un ruolo nella regolazione del metabolismo. I batteri nell'intestino producono acidi grassi a catena corta, che possono avere effetti positivi sul metabolismo e sulla salute. Riducendo le ore di assunzione di cibo giornaliere, l'IF può anche ridurre l'apporto energetico totale e quindi il rischio di sovrappeso. In aggiunta alla restrizione calorica e all'IF, l'apporto di fibre gioca un ruolo importante per un metabolismo sano [s6]. Le fibre, che si trovano principalmente negli alimenti vegetali, promuovono anche una flora intestinale sana e contribuiscono a migliorare la sensibilità all'insulina. Una dieta ricca di fibre, che include ad esempio cereali integrali, verdure e frutta, può ridurre il rischio di diabete di tipo 2. La fermentazione delle fibre nell'intestino produce acidi grassi a catena corta (SCFA), che possono avere effetti positivi sulla salute. Un alto contenuto di fibre nella dieta è associato a una riduzione delle infiammazioni e a un minor rischio di malattie croniche. Le fibre possono migliorare la motilità intestinale e prevenire la stitichezza, contribuendo così alla salute generale. Grazie all'interazione di questi diversi meccanismi di regolazione, il corpo può gestire efficacemente il proprio metabolismo e adattarsi a condizioni mutate. Una dieta equilibrata, un'attività fisica regolare e un sonno sufficiente sono fattori importanti per supportare al meglio questi processi corporei e promuovere la salute a lungo termine.

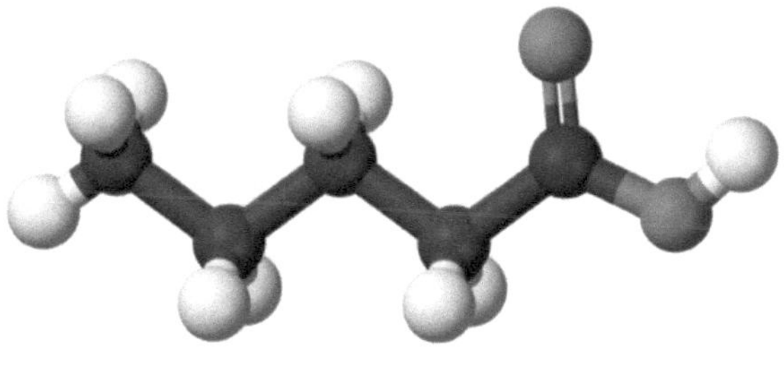

Acidi grassi a catena corta [i3]

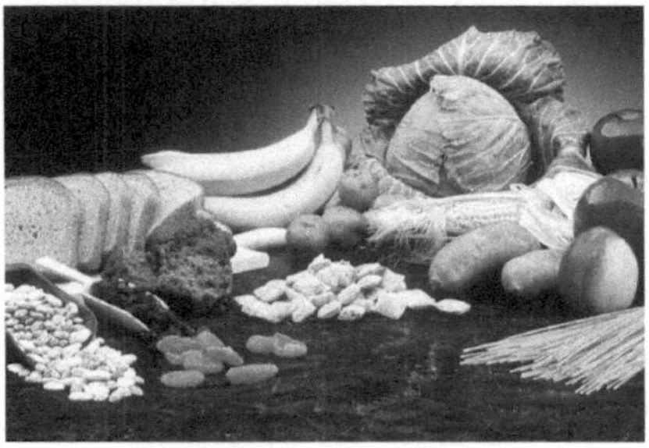

Fibre alimentari [i4]

Utile sapere

Acidi grassi a catena corta (SCFA)

Gli acidi grassi a catena corta, che si formano attraverso la fermentazione delle fibre nell'intestino, hanno effetti positivi sul metabolismo e sulla salute intestinale. Una cura metabolica senza HCG può stimolare la produzione di questi acidi grassi.

Digiuno intermittente (IF)

Il digiuno intermittente è un modello alimentare in cui si alternano fasi di alimentazione a fasi di digiuno. Può stimolare il metabolismo, promuovere la combustione dei grassi e migliorare la sensibilità all'insulina, senza dover ricorrere a ormoni.

Restrizione calorica

Una riduzione dell'apporto calorico può influenzare positivamente il metabolismo, stimolando la combustione dei grassi e aumentando il metabolismo basale. Questo può portare a una perdita di peso senza dover utilizzare ormoni.

Secrezione di insulina

La secrezione di insulina, regolata dal pancreas, gioca un ruolo importante nel controllo dei livelli di zucchero nel sangue. Attraverso una cura metabolica senza HCG, la sensibilità all'insulina può essere migliorata e la produzione naturale di insulina ottimizzata.

Meccanismi di regolazione del corpo

Distribuzione dei sistemi di regolazione interni.

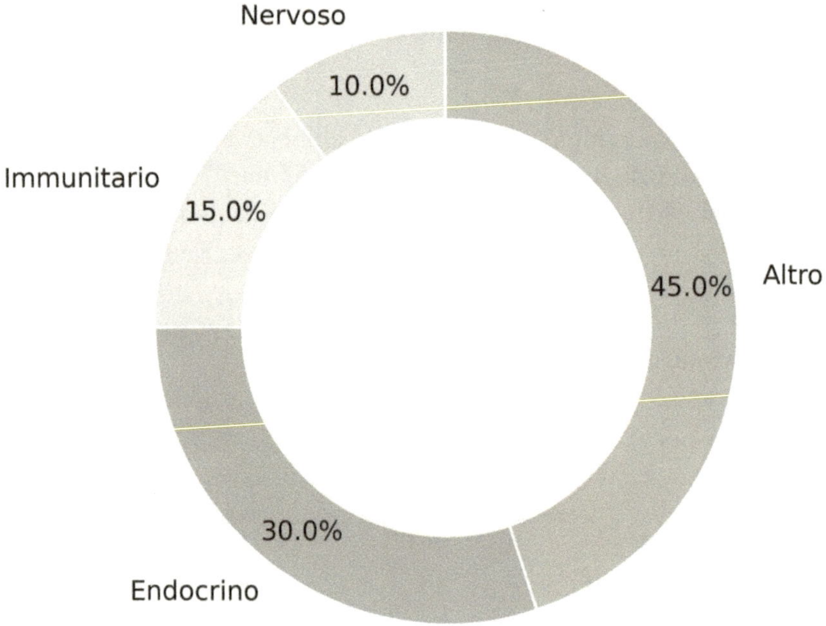

ALT: Altri regolatori (es. microbiota intestinale)

END: Sistema endocrino

IMM: Sistema immunitario

NER: Sistema nervoso

La visualizzazione evidenzia l'interconnessione dei sistemi di regolazione del corpo. Mentre il sistema nervoso svolge un ruolo dominante nelle risposte rapide, i sistemi endocrino e immunitario contribuiscono in modo significativo alla regolazione metabolica complessiva, dimostrando l'importanza di un approccio olistico alla salute metabolica.

Adattamento metabolico sostenibile

Le modifiche metaboliche sostenibili mirano a ottimizzare il metabolismo a lungo termine e non solo a ottenere successi temporanei. Un aspetto importante è l'evitare il effetto yo-yo, che si verifica frequentemente dopo le diete. Invece di una rapida perdita di peso attraverso misure radicali, si tratta di stabilire abitudini sane che influenzano positivamente il metabolismo in modo duraturo. I vantaggi menzionati nel capitolo precedente del digitale intermittente (IF) contribuiscono in modo significativo a questo cambiamento sostenibile. Così, il passaggio indotto dall'IF alla combustione di grassi e chetoni – il cosiddetto interruttore metabolico – non solo può supportare la riduzione del peso, ma anche ottimizzare le funzioni fisiologiche e persino rallentare i processi di invecchiamento [s7]. Un ulteriore vantaggio dell'IF è la promozione della costruzione o del mantenimento muscolare, il che aumenta il metabolismo basale e facilita a lungo termine il controllo del peso [s7]. Chi, ad esempio, svolge allenamento di forza tre volte a settimana e pratica anche l'IF, può beneficiare di questo effetto sinergico. Inoltre, il cambiamento del metabolismo influisce positivamente anche sulla sensibilità all'insulina, riducendo il rischio di malattie metaboliche come il diabete di tipo 2. Un adattamento metabolico sostenibile comprende quindi non solo il controllo del peso, ma anche il miglioramento della salute generale e del benessere.

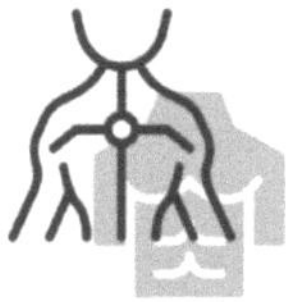

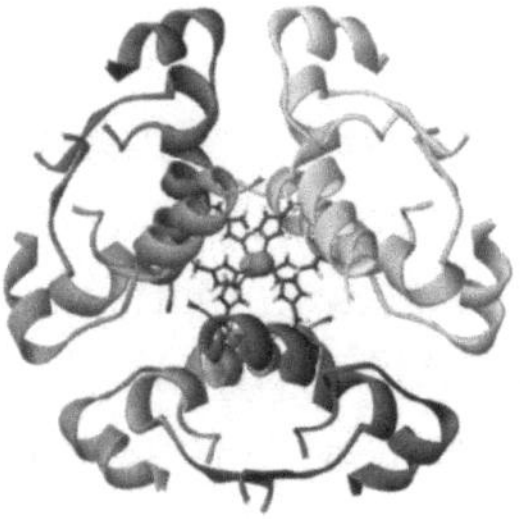

Insulina [i5]

Utile sapere

Digiuno intermittente

Il digiuno intermittente (IF) è un modello alimentare caratterizzato da periodi di assunzione di cibo limitati nel tempo e fasi più lunghe di digiuno. Nel contesto di una cura metabolica senza HCG, l'IF può supportare il metabolismo attraverso il passaggio alla combustione dei grassi, contribuendo così a una riduzione del peso sostenibile.

Interruttore metabolico

L'interruttore metabolico si riferisce al passaggio del corpo dalla combustione di glucosio (zucchero) come principale fonte di energia alla combustione di grassi e chetoni. Una cura metabolica senza HCG può attivare questo interruttore e quindi promuovere la combustione dei grassi.

Sensibilità all'insulina

La sensibilità all'insulina si riferisce alla capacità del corpo di rispondere all'ormone insulina, che regola il livello di zucchero nel sangue. Una cura metabolica senza HCG può migliorare la sensibilità all'insulina e quindi ridurre il rischio di malattie metaboliche come il diabete di tipo 2.

Adattamento metabolico nel tempo

Illustra i cambiamenti metabolici durante una dieta non-HCG.

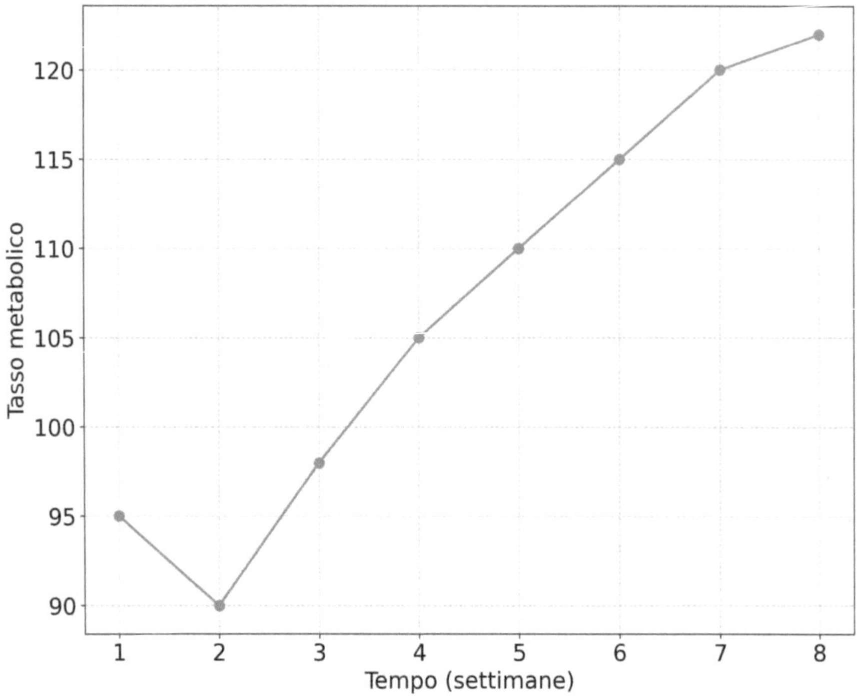

Questo grafico mostra un miglioramento costante della funzione metabolica nel periodo osservato. Il calo iniziale suggerisce una fase di adattamento, seguita da progressi costanti, che indicano un adattamento riuscito ai cambiamenti dietetici. Questo miglioramento sostenuto suggerisce benefici a lungo termine senza l'uso di ormoni.

Consigli concreti

- Integra brevi e intense sessioni di movimento nella tua routine quotidiana, come salire le scale o brevi sprint, per stimolare la produzione di ormone della crescita.
- Bevi a sufficienza acqua, soprattutto prima dei pasti, per aumentare la sensazione di sazietà e supportare i processi metabolici.
- Varia la tua alimentazione per assumere un'ampia gamma di nutrienti e mantenere diversificata la flora intestinale.
- Fai attenzione a mantenere orari regolari per il sonno e una durata adeguata del riposo, per stabilizzare il ritmo circadiano e ottimizzare la produzione ormonale.
- Scegli alimenti ad alto contenuto di fibre, come semi di lino o semi di chia, che puoi mescolare nello yogurt o nei frullati, per favorire la digestione e il metabolismo.
- Integra tecniche di rilassamento come yoga o meditazione nella tua vita quotidiana, per ridurre lo stress e supportare l'equilibrio ormonale.
- Goditi i tuoi pasti in modo consapevole e lento, per percepire meglio i segnali di sazietà del tuo corpo e prevenire attacchi di fame.
- Sperimenta con diverse metodologie di digiuno per trovare quella ottimale per te e stimolare i tuoi processi metabolici.
- Trascorri del tempo nella natura per stimolare la produzione di vitamina D, importante per il metabolismo e il sistema immunitario.
- Ascolta il tuo corpo e rispetta le sue esigenze di riposo e movimento, per promuovere a lungo termine la tua salute e il tuo benessere.
- Concentrati su alimenti integrali e non trasformati e riduci il consumo di bevande zuccherate e prodotti pronti, per alleggerire il tuo metabolismo.

1. 2 Capire il metabolismo

Un metabolismo funzionante è essenziale per la salute e il benessere. Non solo regola la produzione di energia e la costruzione delle strutture corporee, ma influisce anche su funzioni cellulari specifiche e sulla difesa immunitaria. Disturbi nel metabolismo possono portare a malattie gravi come la sindrome metabolica o problemi cardiovascolari. La regolazione naturale del metabolismo è un complesso intreccio di ormoni, enzimi e vie di segnalazione. Gli ormoni tiroidei e meccanismi come il cambio metabolico durante il digiuno giocano un ruolo cruciale. Comprendere questi processi è la chiave per una cura metabolica di successo. Scoprite nel capitolo seguente come supportare al meglio il vostro metabolismo e attivare la vostra naturale combustione dei grassi.

I processi metabolici non sono solo responsabili della produzione di energia, ma influenzano anche funzioni cellulari specifiche, come ad esempio le reazioni immunitarie, la crescita e la differenziazione cellulare.

Processi metabolici biologici

I processi metabolici biologici sono processi dinamici che mantengono in vita l'organismo. Comprendono la sintesi e la degradazione di sostanze (Anabolismo e Catabolismo) per la produzione di energia, la costruzione di strutture corporee e il mantenimento delle funzioni vitali [s8]. In questo contesto, diversi percorsi metabolici giocano un ruolo, come la glicolisi – che degrada il glucosio – e la fosforilazione ossidativa, che produce energia nei mitocondri [s8]. Curiosamente, le cellule tumorali, anche in presenza di sufficiente ossigeno, utilizzano maggiormente la glicolisi (effetto Warburg) [s8]. Questa attività metabolica alterata porta a un'acidosi dell'ambiente tumorale, che a sua volta favorisce la crescita del tumore [s8]. Analogamente alla glicolisi nelle cellule tumorali, anche alcune cellule immunitarie, i macrofagi di tipo M1, si basano su questo percorso metabolico per svolgere le loro funzioni pro-infiammatorie [s9]. Al contrario, i macrofagi M2, coinvolti nella riparazione dei tessuti, utilizzano la fosforilazione ossidativa [s9]. Questi esempi mostrano come i processi metabolici non solo controllino la fornitura di energia, ma influenzino anche funzioni cellulari specifiche. Gli ormoni tiroidei T3 e T4 sono anch'essi coinvolti nella regolazione del metabolismo [s10]. Influenzano il tasso metabolico basale, il consumo di ossigeno e la produzione di energia [s10]. Agiscono sul metabolismo dei carboidrati, sulla degradazione dei grassi (lipolisi) e sul turnover proteico [s10]. Anche l'ormone della crescita è influenzato dagli ormoni tiroidei, poiché agiscono sinergicamente sulla crescita ossea [s10]. Gli ormoni T3 e T4 sono lipofili, il che significa che necessitano di proteine di trasporto nel sangue. Solo una piccola parte degli ormoni circola liberamente e può penetrare nelle cellule [s10]. L'ormone T4 viene convertito in T3 attivo in vari tessuti tramite deiodinasi [s10]. Un ulteriore adattamento del metabolismo avviene durante il digiuno, il cosiddetto cambio metabolico [s11]. In questo caso, il corpo passa dall'utilizzo del glucosio all'uso di acidi grassi e corpi chetonici come fonte di energia [s11]. Questo avviene quando le riserve di glicogeno nel fegato sono esaurite e la degradazione dei grassi nel tessuto adiposo aumenta [s11]. I corpi chetonici servono quindi come substrato energetico per muscoli e cervello [s11]. Il cambio metabolico è regolato da vie di segnalazione come PPAR-α e SIRT1, che promuovono l'ossidazione degli acidi grassi e la formazione di nuovi mitocondri nelle cellule muscolari [s11]. Questo cambio può migliorare la sensibilità all'insulina e ridurre i marcatori infiammatori [s11]. Le infiammazioni, a loro volta, sono strettamente collegate ai processi metabolici e alle malattie [s12]. Esiste una forte connessione tra obesità e infiammazioni sistemiche [s12]. Il tessuto adiposo infiammato rilascia sostanze chimiche che amplificano sia le infiammazioni locali che quelle sistemiche [s12]. La sindrome metabolica, che comprende obesità addominale, dislipidemie, ipertensione e resistenza all'insulina, aumenta il rischio di malattie cardiovascolari [s12]. Per il trattamento è necessario un approccio olistico che consideri sia i sintomi che le comorbidità metaboliche, al fine di ridurre le infiammazioni sistemiche [s12]. Anche una riduzione del peso può alleviare i sintomi e aumentare l'efficacia dei trattamenti [s12]. Infine, si dimostra che i processi metabolici formano una rete complessa, strettamente interconnessa con altri sistemi come il sistema immunitario e il sistema ormonale.

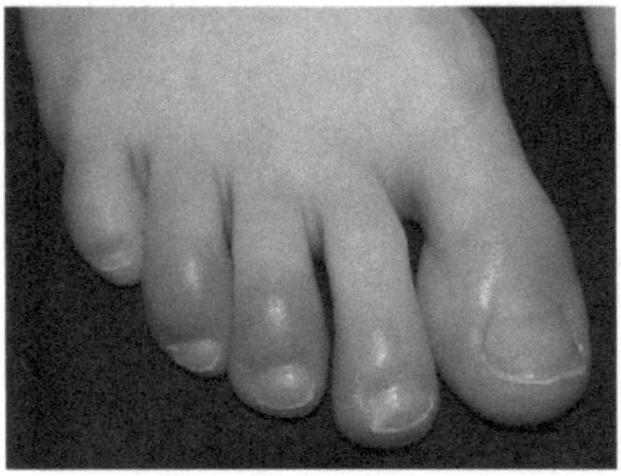

infiammazione [i6]

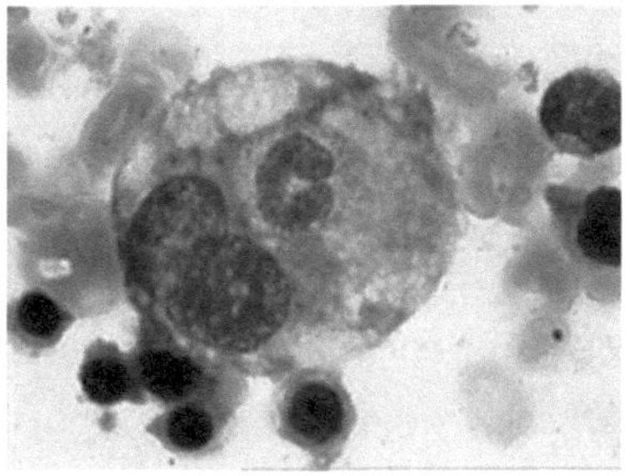

Macrofago [i7]

Utile sapere

Anabolismo

Nel contesto di una cura metabolica, l'anabolismo descrive la sintesi di molecole complesse a partire da semplici mattoni. Questo processo è importante per la costruzione della massa muscolare e la rigenerazione del corpo, specialmente dopo fasi di restrizione calorica.

Catabolismo

Il catabolismo è la degradazione di molecole complesse, come le riserve di grasso, per la produzione di energia. Una cura metabolica può influenzare miratamente il catabolismo per promuovere la combustione dei grassi.

Fosforilazione Ossidativa

La fosforilazione ossidativa è il principale processo di produzione di energia nelle cellule. Nei mitocondri, l'energia viene prodotta utilizzando ossigeno. Una cura metabolica può influenzare l'efficienza della fosforilazione ossidativa.

Sindrome Metabolica

La sindrome metabolica è una combinazione di fattori di rischio come grasso addominale, ipertensione, livelli elevati di lipidi nel sangue e resistenza all'insulina, che aumentano il rischio di malattie cardiovascolari e diabete di tipo 2. Una cura metabolica può contribuire a migliorare i singoli componenti della sindrome metabolica.

Tasso metabolico durante la dieta

Andamento illustrativo del metabolismo basale (MB) durante una dieta senza HCG.

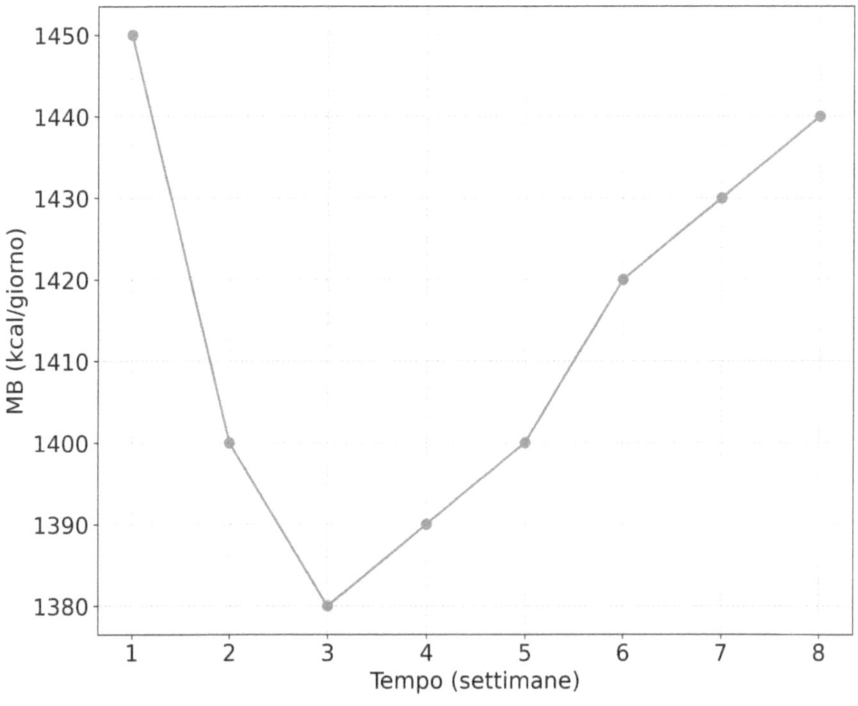

Il grafico mostra un potenziale calo iniziale del tasso metabolico, seguito da una graduale stabilizzazione e da un potenziale leggero aumento. Ciò illustra l'adattamento del corpo al ridotto apporto calorico, dimostrando l'importanza di sostenere la funzione metabolica durante una dieta.

Regolazione naturale del metabolismo

Il metabolismo umano è soggetto a una complessa regolazione naturale, controllata da ormoni e altri fattori. Un importante circuito di regolazione riguarda gli ormoni tiroidei T3 e T4. Il controllo di questi ormoni inizia nell'ipotalamo, che secerne l'ormone di rilascio della tireotropina (TRH). Il TRH stimola a sua volta l'ipofisi a produrre l'ormone stimolante la tiroide (TSH). Il TSH entra nel flusso sanguigno e stimola la tiroide a produrre e rilasciare T3 e T4 [s13]. Questi ormoni influenzano numerosi processi metabolici nel corpo, tra cui il metabolismo basale, il consumo energetico e l'utilizzo di carboidrati, grassi e proteine. Un equilibrio adeguato degli ormoni tiroidei è quindi essenziale per un metabolismo ottimale. Un'altra modalità di regolazione naturale del metabolismo è il digiuno intermittente (IF). L'IF comprende diversi schemi alimentari con periodi di assunzione di cibo limitati nel tempo e fasi più lunghe senza o con ridotto apporto calorico [s14]. Attraverso il cambiamento ritmico tra assunzione di cibo e periodi di digiuno, si verifica una ristrutturazione metabolica, in cui il corpo passa dall'utilizzo del glucosio all'uso di acidi grassi e corpi chetonici come fonte di energia. Questo processo, noto anche come switch metabolico, è profondamente radicato nell'evoluzione e serve a preservare la massa muscolare, mobilizzando le riserve di grasso e degradandole tramite ossidazione degli acidi grassi [s14]. Così, una persona che pratica l'IF può mantenere la propria massa muscolare grazie all'aumento della combustione dei grassi, anche se l'apporto calorico complessivo è ridotto. L'IF non solo può influenzare positivamente la composizione corporea, ma può anche promuovere la salute cardiovascolare e le funzioni cognitive [s14]. Attraverso il passaggio all'utilizzo di acidi grassi e corpi chetonici, possono essere migliorati la pressione sanguigna e la variabilità della frequenza cardiaca. Inoltre, l'IF stimola fattori neurotrofici, che supportano la crescita e la connessione delle cellule nervose nel cervello [s14].

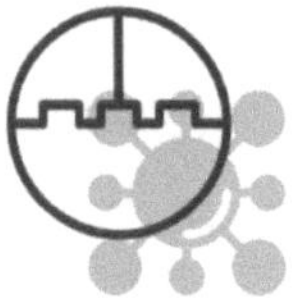

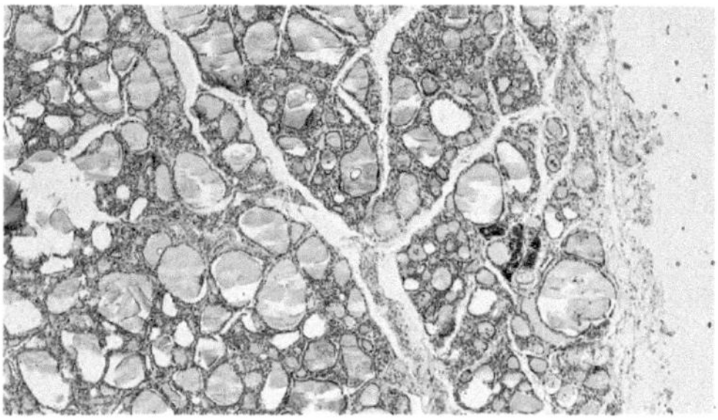

tiroide [i8]

Utile sapere

Fattori neurotrofici

I fattori neurotrofici sono proteine che supportano la crescita, la sopravvivenza e la funzione delle cellule nervose. Svolgono un ruolo importante per la salute del cervello e possono essere influenzati da vari fattori, incluso il digiuno intermittente. La promozione dei fattori neurotrofici può supportare le funzioni cognitive e influenzare positivamente il metabolismo in modo indiretto.

Ipotalamo

L'ipotalamo è una regione importante del cervello che funge da centro di controllo per molti processi ormonali nel corpo, inclusa la funzione tiroidea. Regola il rilascio di ormoni che controllano la tiroide e gioca quindi un ruolo indiretto nel metabolismo. Un ipotalamo ben funzionante è importante per un equilibrio ormonale e un metabolismo sano durante una cura metabolica senza HCG.

Ossidazione degli acidi grassi

L'ossidazione degli acidi grassi è il processo in cui gli acidi grassi vengono degradati per ottenere energia. Questo processo avviene nei mitocondri, le centrali energetiche delle cellule, ed è particolarmente importante durante il digiuno o con una dieta povera di carboidrati. Un'efficiente ossidazione degli acidi grassi è fondamentale per la combustione dei grassi e può supportare il metabolismo durante una cura metabolica senza HCG.

Distribuzione del processo metabolico

Ripartizione dei processi metabolici.

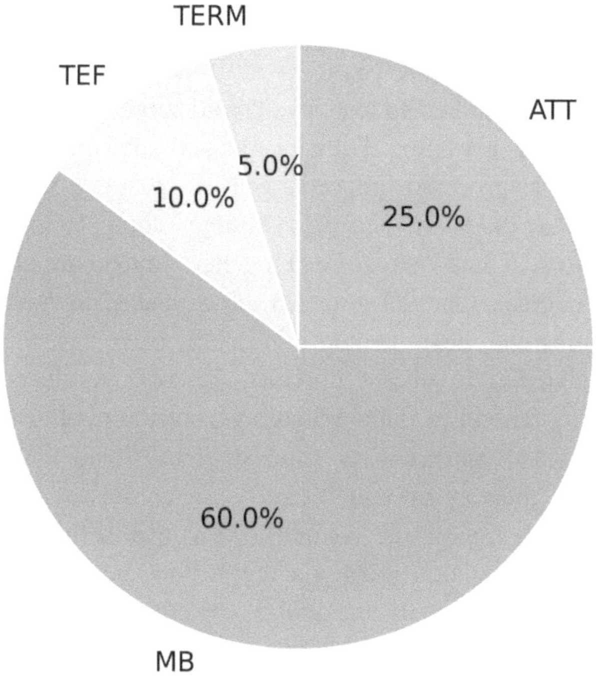

ATT: Attività fisica

TEF: Effetto termico del cibo

MB: Metabolismo basale

TERM: Termogenesi

La maggior parte dell'attività metabolica è dedicata al metabolismo basale (MB), evidenziandone l'importanza nel mantenimento delle funzioni corporee di base. L'attività fisica contribuisce in modo significativo, mostrando l'impatto dell'esercizio sul dispendio energetico. L'effetto termico del cibo dimostra l'energia richiesta per la digestione e l'elaborazione dei nutrienti, mentre la termogenesi rappresenta la produzione di calore per la regolazione della temperatura.

Funzioni metaboliche di base

Le funzioni metaboliche di base garantiscono l'approvvigionamento energetico e la costruzione cellulare dell'organismo. Oltre alla produzione di energia, regolano anche funzioni cellulari altamente specifiche, come la differenziazione delle cellule staminali, il cui sviluppo è influenzato da segnali metabolici [s15]. Così, la produzione di energia nel muscolo cardiaco è principalmente legata all'ossidazione degli acidi grassi, mentre il glucosio e i corpi chetonici giocano solo un ruolo secondario [s15]. Un altro processo importante è il passaggio dalla glicolisi anaerobica alla oxidative_phosphorylierung dopo la nascita, che è accompagnato da una maggiore biogenesi mitocondriale [s15]. La glicolisi, la degradazione del glucosio, gioca anche un ruolo importante nella proliferazione delle cellule muscolari lisce vascolari (VSMCs) [s16]. Cambiamenti in questo processo possono verificarsi durante la trasformazione fenotipica delle VSMCs e contribuire alla formazione di aterosclerosi [s16]. Interessantemente, studi mostrano una correlazione tra geni del metabolismo dell'azoto e geni associati a malattie coronariche, suggerendo un legame tra il metabolismo dell'azoto e l'insorgenza della malattia [s16]. La regolazione dell'espressione genica è influenzata, tra l'altro, da metaboliti che agiscono come substrati o cofattori per enzimi che modificano la cromatina [s15]. Influenzando la glicolisi e l'ossidazione degli acidi grassi, è possibile controllare la proliferazione delle cellule muscolari cardiache. Un aumento della glicolisi con contemporanea inibizione dell'ossidazione degli acidi grassi può promuovere la crescita cellulare, mentre un passaggio alla fosforilazione ossidativa aumenta l'efficienza della riprogrammazione dei fibroblasti in cellule muscolari cardiache [s15]. Un cambiamento del metabolismo avviene anche durante il digiuno, il cosiddetto switch metabolico [s17]. In questo caso, il corpo passa dall'utilizzo del glucosio all'uso di acidi grassi e corpi chetonici come principale fonte di energia [s17]. Questo

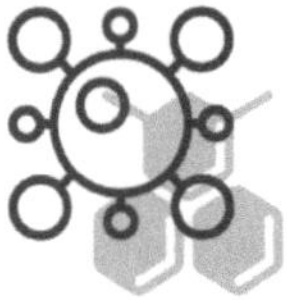

meccanismo evolutivo serve a preservare la massa muscolare, mobilitando le riserve di grasso e degradandole attraverso l'ossidazione degli acidi grassi [s17]. Ad esempio, una persona che digiuna regolarmente può mantenere la propria massa muscolare nonostante una riduzione dell'apporto calorico.

Utile sapere

Switch Metabolico

Lo switch metabolico è il passaggio del metabolismo dall'utilizzo del glucosio all'uso di acidi grassi e corpi chetonici come principale fonte di energia. Questo avviene, ad esempio, durante il digiuno. Una cura metabolica senza HCG può promuovere lo switch metabolico e attivare la combustione dei grassi.

Confronto del metabolismo basale

Variazioni del MB in diversi profili

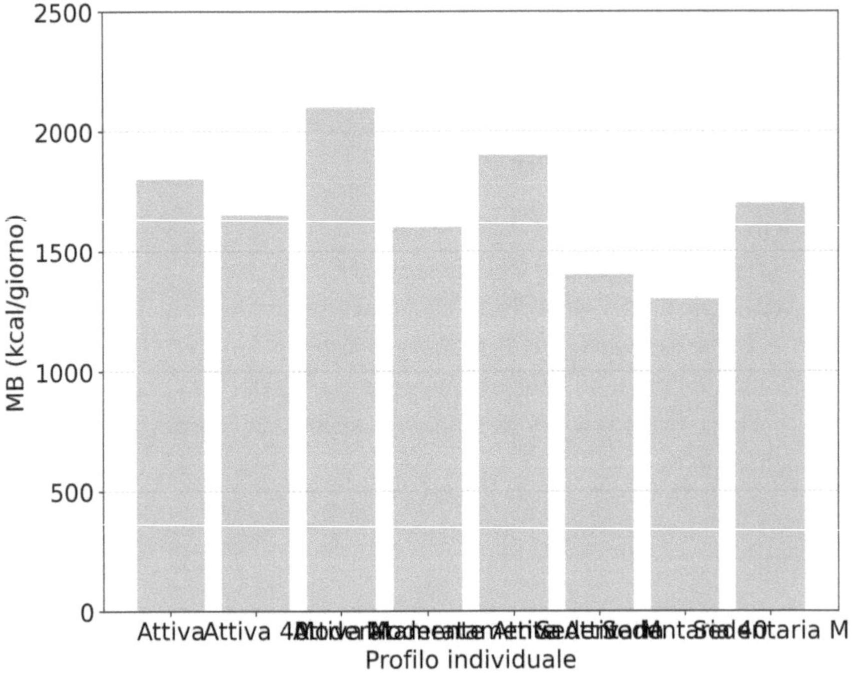

Att: Attiva, 25 anni, Donna

Att40: Attiva, 40 anni, Donna

AttM: Attiva, 25 anni, Uomo

Mod: Moderatamente Attiva, 25 anni, Donna

ModM: Moderatamente Attiva, 25 anni, Uomo

Sed: Sedentaria, 25 anni, Donna

Sed40: Sedentaria, 40 anni, Donna

SedM: Sedentario, 25 anni, Uomo

Questo grafico illustra la variabilità del metabolismo basale (MB) in diversi individui. Fattori come l'età, il livello di attività e la massa muscolare influenzano significativamente il MB. Gli individui con un MB più elevato bruciano più calorie a riposo. Comprendere il proprio MB può essere utile per personalizzare i piani dietetici e di esercizio fisico per una gestione efficace del peso.

Consigli concreti

- Monitora la tua alimentazione in modo dettagliato per una settimana, per riconoscere schemi nel tuo comportamento alimentare e il loro impatto sui tuoi livelli di energia.
- Tieni un diario del metabolismo in cui documenti, oltre alla tua alimentazione, anche il tuo umore, il tuo sonno e la tua attività fisica, per scoprire correlazioni.
- Ricerca le specifiche esigenze nutrizionali del tuo corpo in base all'età, al sesso e al livello di attività, per rendere la tua alimentazione più mirata.
- Partecipa a un workshop o a un seminario sul metabolismo per approfondire le tue conoscenze e apprendere da esperti.
- Confrontati con un nutrizionista o un medico riguardo alle tue peculiarità metaboliche individuali e chiedi consiglio.
- Prepara i tuoi pasti da solo, per mantenere il controllo sugli ingredienti utilizzati e sulla loro qualità.
- Sperimenta con spezie e erbe che possono stimolare il metabolismo, come zenzero, peperoncino o curcuma.
- Integra nella tua routine saune regolari o docce alternate, per favorire la circolazione e stimolare il metabolismo.
- Stabilisci obiettivi realistici per la tua cura del metabolismo e premiati per i traguardi raggiunti, per mantenere alta la tua motivazione.
- Concentrati sui cambiamenti positivi che puoi ottenere comprendendo il tuo metabolismo e celebra i tuoi successi.
- Sviluppa una strategia a lungo termine per uno stile di vita sano, che vada oltre la cura del metabolismo e ti regali benessere duraturo.

1. 3 Svolgimento del programma di 30 giorni

Il corso di 30 giorni per il metabolismo si suddivide in tre fasi: preparazione, fase principale e stabilizzazione. Ogni fase presenta requisiti specifici per l'alimentazione e comporta sfide proprie, come l'adattamento del metabolismo o l'evitare l'effetto yo-yo. Una comprensione dettagliata di ciascun passaggio è fondamentale per il successo e il benessere a lungo termine. Preparati al meglio e padroneggia il corso di 30 giorni per il metabolismo!

Il successo di una cura del metabolismo non risiede solo nella fase attiva della cura, ma in modo significativo nella preparazione approfondita e nella stabilizzazione a lungo termine attraverso un'alimentazione e un'attività fisica adeguate.

Fase preparatoria

La fase preparatoria di una dieta metabolica di 30 giorni senza HCG pone le basi per il successo e minimizza le possibili difficoltà durante le fasi più rigorose della dieta. Questa fase serve a disintossicare il metabolismo e ad abituarsi a nuove abitudini alimentari. Un passaggio graduale riduce le voglie e facilita l'adattamento. Nella fase preparatoria ci concentriamo sulla riduzione degli alimenti poco salutari e sull'integrazione di alternative nutrienti. Riducete gradualmente il consumo di cibi altamente lavorati, zucchero raffinato, dolcificanti artificiali e grassi saturi. Osservate le vostre reazioni per riconoscere precocemente eventuali difficoltà individuali. Una giornata tipica nella fase preparatoria potrebbe iniziare con una colazione a base di yogurt naturale con frutti di bosco e noci. A pranzo, un'insalata con pesce grigliato o petto di pollo è un'ottima scelta, mentre a cena verdure al vapore con carne magra rappresentano una buona opzione. Assicuratevi di bere a sufficienza, idealmente acqua o tisane non zuccherate. Due o tre litri al giorno supportano l'eliminazione dei prodotti metabolici. Parallelamente, iniziate a incrementare le vostre attività sportive o integrate il movimento regolare nella vostra routine quotidiana, se non lo avete già fatto. Anche semplici passeggiate quotidiane di 30 minuti favoriscono la bruciatura dei grassi e migliorano il benessere generale. La fase preparatoria è anche il momento giusto per riordinare la vostra cucina. Rimuovete tutti gli alimenti che non sono consentiti durante la dieta. In questo modo, minimizzate il rischio di "scivoloni" e rafforzate la vostra forza di volontà. Create liste della spesa per la fase preparatoria e per le fasi successive della dieta. Questo vi farà risparmiare tempo e impedirà acquisti impulsivi. Utilizzate anche questo tempo per informarvi sugli alimenti consentiti, ricette e metodi di preparazione. Più sarete preparati, più facile sarà l'adattamento. Un altro aspetto importante della preparazione è la mentalità. Analizzate le vostre abitudini alimentari e identificate eventuali punti deboli. Tenete un diario alimentare per diventare consapevoli dei vostri schemi alimentari.

Questo vi aiuterà a riconoscere e modificare abitudini sfavorevoli. Fissate obiettivi realistici e visualizzate il vostro successo. Un atteggiamento positivo rafforza la vostra motivazione e

aumenta la probabilità di completare con successo la dieta. La durata della fase preparatoria varia individualmente e dipende dalle vostre abitudini alimentari e dal vostro metabolismo. In generale, si consiglia una durata di tre a sette giorni. Ascoltate il vostro corpo e adattate la durata se necessario. Se dopo tre giorni vi sentite pronti, potete passare alla fase successiva. Tuttavia, se sentite di aver bisogno di più tempo, prolungate la fase preparatoria di qualche giorno. La fase preparatoria è cruciale per il successo dell'intera dieta metabolica. Utilizzate questo tempo per prepararvi al meglio e impostare le basi per una dieta di successo. Una preparazione accurata facilita l'adattamento alle fasi rigorose della dieta e aumenta la probabilità di raggiungere e mantenere il peso desiderato a lungo termine. Informatevi dettagliatamente sulle singole fasi della dieta e create un piano dettagliato. In questo modo, sarete certi di essere ben preparati e di ottenere i migliori risultati possibili. Integrate anche tecniche di rilassamento come yoga o meditazione nella vostra vita quotidiana per ridurre lo stress e migliorare il vostro benessere. Uno stile di vita equilibrato supporta il successo della dieta e contribuisce a un controllo del peso a lungo termine.

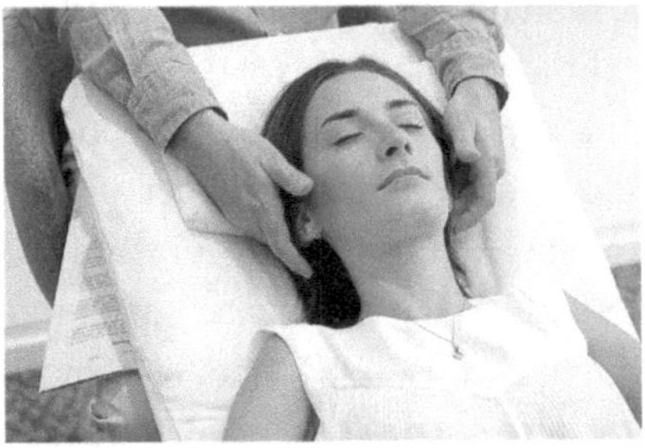

Tecniche di rilassamento [i9]

Utile sapere

Diario alimentare

Un diario alimentare serve a documentare e analizzare le proprie abitudini alimentari. Aiuta a identificare i fattori scatenanti di comportamenti alimentari poco salutari e a gestire consapevolmente l'alimentazione.

Grassi saturi

I grassi saturi dovrebbero essere ridotti nella fase preparatoria per preparare il corpo alla bruciatura dei grassi e promuovere l'assunzione di grassi più salutari.

Mentalità

La mentalità gioca un ruolo cruciale per il successo della dieta metabolica. Un atteggiamento positivo, obiettivi realistici e auto-riflessione supportano la motivazione e la perseveranza.

Prodotti metabolici

I prodotti metabolici sono scarti che si formano durante l'elaborazione dei nutrienti. Un'adeguata assunzione di liquidi è importante per espellere questi rifiuti dal corpo.

Tecniche di rilassamento

Le tecniche di rilassamento come yoga o meditazione aiutano a ridurre lo stress e migliorare il benessere. Lo stress può influenzare negativamente il metabolismo e compromettere il successo della dieta.

Programma di Reset Metabolico di 30 Giorni - Fase di Preparazione

Tempo Stimato per la Fase di Preparazione

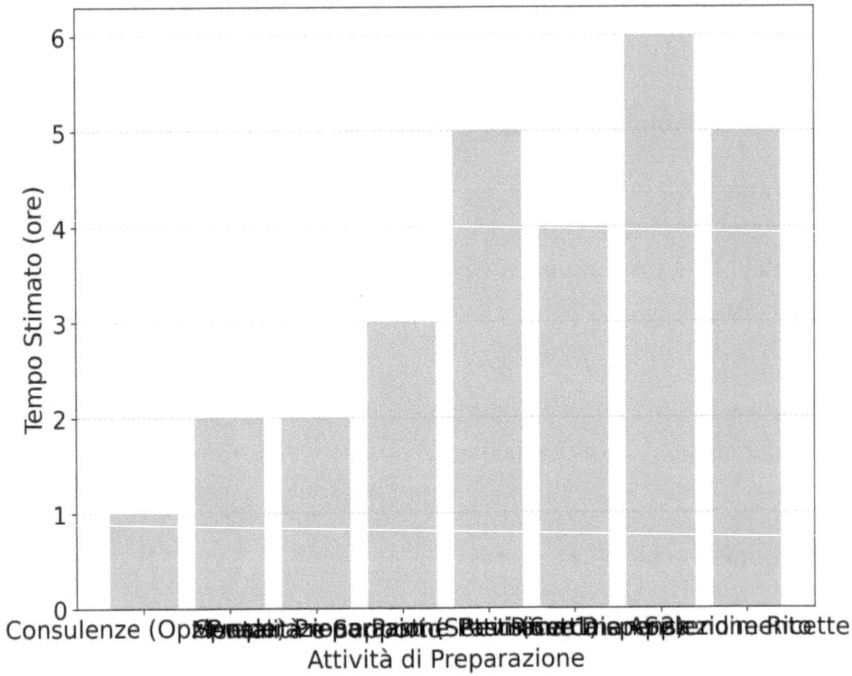

Con: Consulenze (Opzionale)

Gro: Spesa

Min: Mentalità e Supporto

MP1: Preparazione Pasti (Settimana 1)

MP2: Preparazione Pasti (Settimana 2)

Pan: Revisione Dispensa

Rec: Selezione Ricette

Res: Ricerca e Apprendimento

La fase di preparazione enfatizza i graduali adattamenti dietetici e i cambiamenti dello stile di vita. L'attenzione iniziale alla revisione della dispensa e alla selezione delle ricette suggerisce un investimento di tempo significativo in anticipo. Man mano che la settimana procede, il tempo dedicato alla preparazione dei pasti aumenta mentre la ricerca diminuisce, indicando uno spostamento verso l'applicazione pratica. Il tempo costante dedicato alla mentalità e al supporto evidenzia l'importanza della preparazione mentale durante tutta la fase di preparazione.

Fase principale del cambiamento metabolico

La fase principale della dieta metabolica di 30 giorni senza HCG rappresenta il nucleo della trasformazione e si concentra sulla riduzione dell'apporto calorico. Questa fase mira a stimolare il metabolismo e massimizzare la combustione dei grassi. L'alimentazione consiste principalmente in alimenti ricchi di proteine, combinati con una selezione limitata di frutta, verdura e grassi sani. Una riduzione del contenuto di carboidrati aiuta il corpo a fare affidamento sulle riserve di grasso come fonte di energia. La composizione esatta e la quantità calorica del piano alimentare dovrebbero essere adattate individualmente, tenendo conto di fattori come età, livello di attività e stato di salute. Attraverso il rispetto costante del piano alimentare in questa fase, il corpo dovrebbe essere in grado di ridurre efficacemente il grasso. È consigliabile anche un'adeguata assunzione di liquidi, preferibilmente acqua o tè non zuccherato. Questo supporta l'eliminazione dei prodotti finali del metabolismo e contribuisce al benessere generale. Un esempio di pasto ricco di proteine in questa fase sarebbe petto di pollo grigliato con broccoli al vapore e una piccola quantità di acidi grassi insaturi, ad esempio un cucchiaio di olio d'oliva. Oltre a una dieta adeguata,

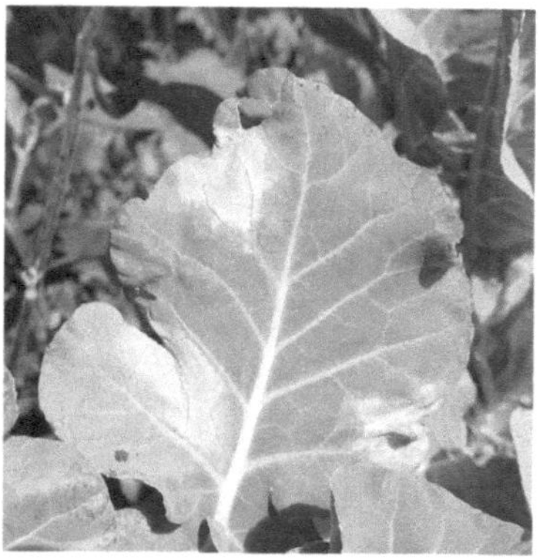

Broccoli [i10]

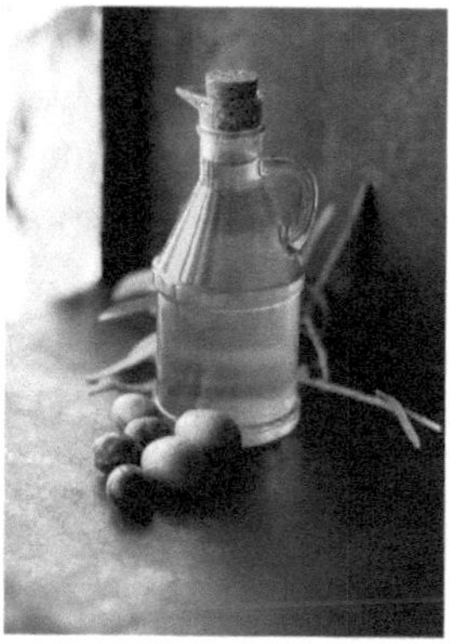

Olio d'oliva [i11]

l'attività fisica regolare gioca un ruolo importante. Lo sport non solo supporta la riduzione del grasso, ma promuove anche la costruzione muscolare e migliora la attività metabolica. Scegli attività che ti piacciono e che puoi integrare bene nella tua vita quotidiana. Queste possono includere passeggiate quotidiane, ciclismo, nuoto o allenamento di forza. Fai attenzione ad aumentare lentamente l'intensità e la durata dell'allenamento per evitare sovraccarichi. Durante la fase principale, possono verificarsi diverse reazioni fisiche. Queste includono, tra l'altro, un aumento della sensazione di fame, affaticamento, mal di testa o problemi digestivi. Questi sintomi sono generalmente temporanei e tendono a diminuire dopo pochi giorni. Se i disturbi persistono o peggiorano, consulta un medico o un nutrizionista. Un'adeguata assunzione di liquidi e un'alimentazione equilibrata possono contribuire ad alleviare i sintomi. Documenta le tue esperienze e osservazioni in un diario per monitorare i tuoi progressi e apportare eventuali modifiche al tuo piano. La fase principale della dieta metabolica richiede disciplina e perseveranza. Premiati regolarmente per i tuoi successi, ma non con cibi che possano compromettere il piano. Trova premi alternativi che ti diano gioia e rafforzino la tua motivazione, come un bagno rilassante, un nuovo libro o una serata al cinema. La durata della fase principale varia a seconda degli obiettivi individuali e della perdita di peso desiderata. In genere, si consiglia una durata di due o tre settimane. Non prolungare la fase principale oltre il periodo raccomandato senza consultare un medico. Una durata eccessiva della fase a ridotto apporto calorico può avere effetti negativi sul metabolismo e sulla salute. Al termine della fase principale, segue la fase di stabilizzazione, che serve a mantenere a lungo termine la perdita di peso raggiunta e ad abituare il metabolismo a un apporto calorico normale. La fase principale è un passo cruciale verso il tuo peso desiderato e getta le basi per uno stile di vita sano e sostenibile. Approfitta di questo tempo per modificare le tue abitudini alimentari a lungo termine e sviluppare una nuova percezione del corpo.

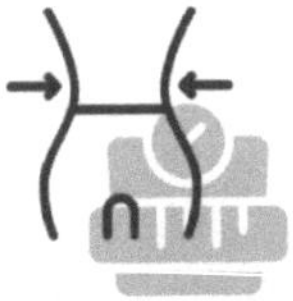

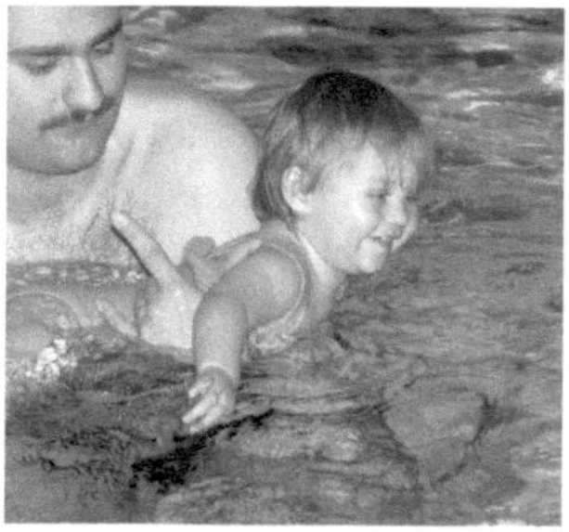

Nuoto [i12]

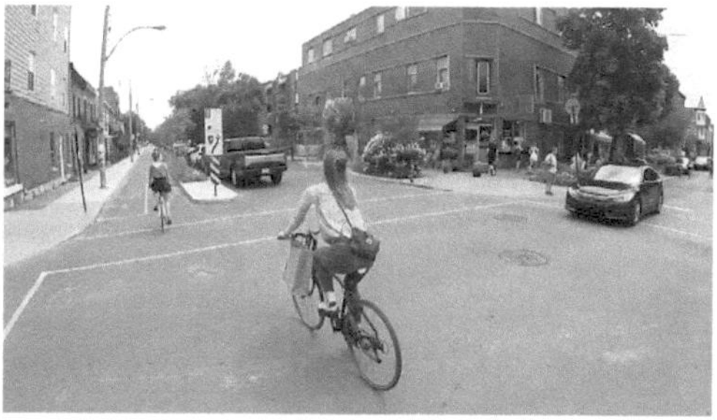

bicicletta [i13]

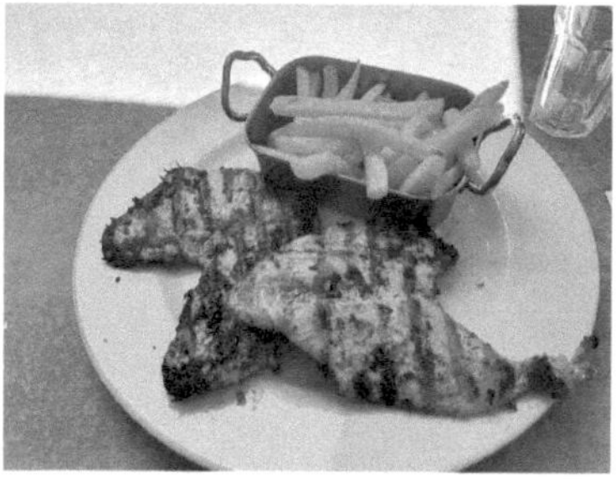

Filetto di petto di pollo [i14]

Utile sapere

Attività metabolica

La velocità con cui il corpo consuma energia. Sport e movimento promuovono l'attività metabolica.

Carboidrati

Nutrienti che forniscono rapidamente energia al corpo. Nella dieta metabolica, l'assunzione di carboidrati è ridotta per promuovere la combustione dei grassi.

Prodotti finali del metabolismo

Sottoprodotti che si formano durante il metabolismo e devono essere eliminati. Un'adeguata assunzione di liquidi supporta l'eliminazione.

Cambiamento metabolico durante un programma di 30 giorni

Intensità, durata ed efficacia dei cambiamenti metabolici durante un programma di 30 giorni (senza HCG).

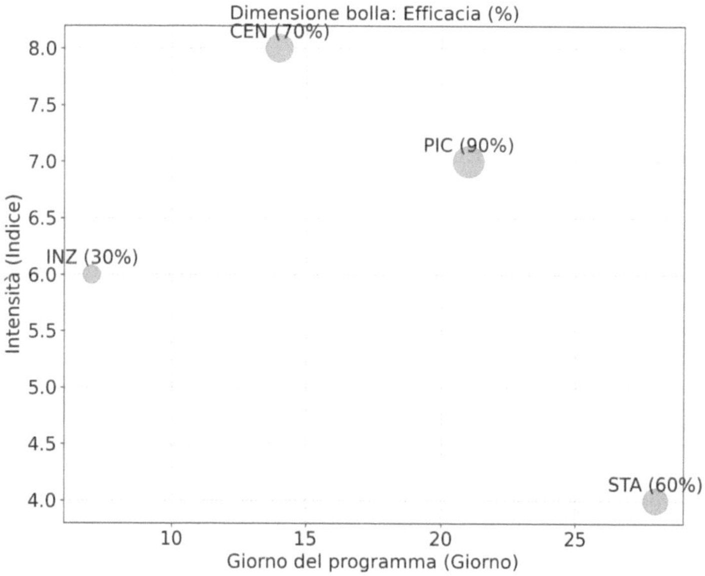

Blasengröße: Efficacia (%)

CEN: Fase intermedia

PIC: Fase di picco

INZ: Fase iniziale

STA: Fase di stabilizzazione

Il grafico visualizza la relazione tra l'intensità e l'efficacia del cambiamento metabolico durante le diverse fasi del programma di 30 giorni. Bolle più grandi indicano una maggiore efficacia. I dati suggeriscono che la fase iniziale mostra un rapido aumento dell'intensità con un'efficacia moderata. Man mano che il programma procede, l'intensità si stabilizza mentre l'efficacia aumenta in modo significativo, raggiungendo il picco nella fase intermedia. La fase finale mostra una diminuzione sia dell'intensità che dell'efficacia, suggerendo una stabilizzazione dei cambiamenti metabolici.

Fase di stabilizzazione

La fase di stabilizzazione conclude il programma di 30 giorni di stoffwechsel senza HCG e serve a mantenere a lungo termine il peso raggiunto. Permette all'organismo di adattarsi gradualmente a un aumento dell'apporto calorico e previene il temuto jojoeffekt. In questa fase, la quantità di calorie viene aumentata lentamente, mantenendo il focus su alimenti integrali e nutrienti. I prodotti lavorati, lo zucchero raffinato e i grassi non salutari rimangono ridotti. Al contrario, alimenti ricchi di proteine, verdure, frutta e grassi sani continuano a costituire la base dell'alimentazione. L'aumento graduale dell'apporto calorico previene un sovraccarico del metabolismo e supporta il corpo nel stabilizzare il nuovo peso. È consigliabile procedere lentamente per non sovraccaricare il corpo e trovare individualmente il giusto equilibrio. Osservate attentamente le reazioni del vostro corpo e adattate l'apporto calorico di conseguenza. Se, ad esempio, dopo un moderato aumento delle calorie notate un aumento di peso, riducete nuovamente la quantità fino a trovare l'equilibrio ottimale. La fase di stabilizzazione è anche il momento ideale per consolidare le abitudini alimentari apprese durante il programma e integrarle nella vita quotidiana. Continuate a prestare attenzione a pasti regolari e a un'adeguata assunzione di liquidi. Includete anche un'adeguata attività fisica nella vostra routine quotidiana. Le attività sportive non solo supportano il controllo del peso, ma promuovono anche il benessere generale e contribuiscono al mantenimento della massa muscolare. Trovate sport che vi piacciono e integrate questi nel vostro piano settimanale. Questi possono includere nuoto, yoga, danza o allenamento di forza. La durata della fase di stabilizzazione è individuale e dipende dalla perdita di peso raggiunta e dalle esigenze personali. In generale, si consiglia una durata di almeno quattro settimane, idealmente però diversi mesi. Più a lungo dura la fase di stabilizzazione, meglio il corpo può abituarsi al nuovo peso e minore è il rischio di effetto yo-yo. Durante questa fase è importante continuare a prestare attenzione ai segnali del corpo e, se necessario, adattare l'alimentazione. Un ernaehrungstagebuch può essere utile per documentare le calorie assunte e le reazioni del corpo, così da trovare il modo di alimentarsi ottimale. La fase di stabilizzazione non è solo

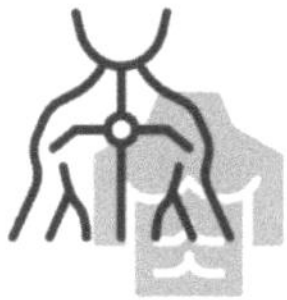

l'ultima fase del programma di 30 giorni, ma l'inizio di un cambiamento alimentare a lungo termine. Offre l'opportunità di stabilire abitudini sane e sviluppare una nuova consapevolezza del corpo. Sfruttate questa fase per ottimizzare in modo sostenibile la vostra alimentazione e aumentare il vostro benessere a lungo termine. Un'alimentazione equilibrata, combinata con un'attività fisica regolare, costituisce la base per una vita sana e attiva. Integrando i principi appresi nella vostra vita quotidiana, garantite il successo del programma e prevenite futuri problemi di peso. Prestate attenzione anche a un adeguato riposo e incorporate regolari momenti di relax nella vostra routine quotidiana. Lo stress può influenzare l'equilibrio ormonale e rendere più difficile il controllo del peso. Tecniche di rilassamento come la meditazione o il rilassamento muscolare progressivo possono aiutare a ridurre lo stress e ripristinare l'equilibrio interiore. La fase di stabilizzazione è quindi non solo la conclusione di un programma, ma l'inizio di uno stile di vita sano e equilibrato. Considerate questa fase come un investimento nella vostra salute e nel vostro benessere. Godetevi il processo e celebrate i vostri successi. Ce l'avete fatta a raggiungere il vostro peso ideale. Ora sta a voi mantenerlo a lungo termine e condurre una vita sana e felice.

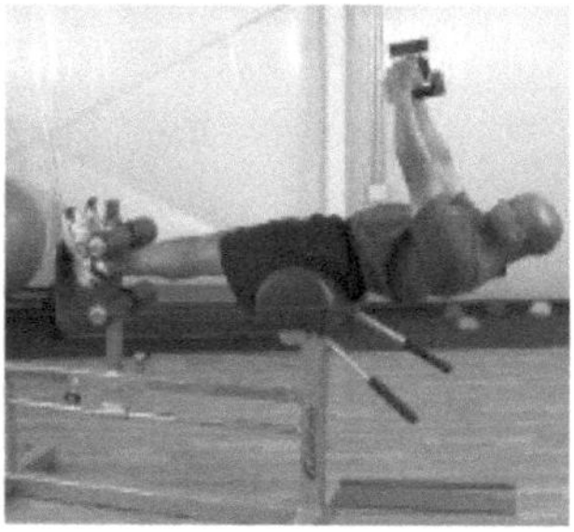

Allenamento della forza [i15]

Andamento della fase di stabilizzazione

Stabilizzazione metabolica simulata nei 30 giorni successivi alla dieta.

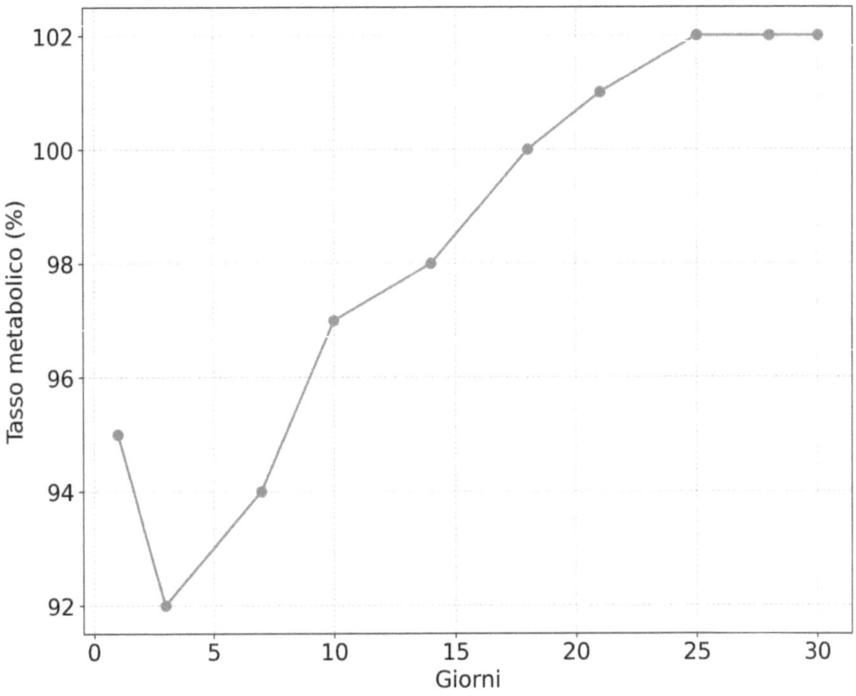

Il grafico mostra un graduale aumento del tasso metabolico dopo un calo iniziale, suggerendo che il corpo si sta adattando a una nuova linea di base. La stabilizzazione verso la fine indica un adattamento metabolico riuscito dopo la dieta.

Consigli concreti

- Pianifica orari fissi per i pasti in ogni fase della cura, per armonizzare il tuo metabolismo.
- Concentrati nella fase di preparazione sulla scoperta di nuove esperienze gustative con alimenti sani.
- Utilizza la fase di preparazione per ottimizzare i tuoi utensili da cucina per la cura, ad esempio acquistando una vaporiera.
- Crea durante la fase di preparazione la tua personale 'ricetta d'emergenza' per i momenti di forte fame.
- Aumenta nella fase principale il tuo apporto di liquidi con brodi vegetali fatti in casa, per integrare minerali importanti.
- Utilizza nella fase principale spezie aromatiche per intensificare il sapore dei pasti ricchi di proteine.
- Integra gradualmente nella fase di stabilizzazione gli alimenti che ti sono mancati nella fase principale e osserva la reazione del tuo corpo.
- Sviluppa nella fase di stabilizzazione nuove ricette sane preferite che puoi includere permanentemente nel tuo piano alimentare.
- Festeggia il completamento di ogni fase della cura con una ricompensa non alimentare, come un'escursione o un nuovo capo d'abbigliamento.
- Rifletti dopo la cura sulle tue esperienze e annota le tue strategie di successo personali per il futuro.
- Crea un piano alimentare individuale per il periodo dopo la cura, che tenga conto delle tue nuove scoperte.
- Trova un 'compagno' per la cura, con cui puoi scambiare idee e motivarti.
- Visualizza regolarmente il tuo obiettivo e ricorda la tua motivazione per iniziare la cura.

Revisione - 1. Fondamenti del metabolismo

Una dieta metabolica di successo senza HCG si basa sulla comprensione dei meccanismi di regolazione del corpo e sul loro impatto sostenibile. Invece di fare affidamento su ormoni esterni, attivate il vostro metabolismo attraverso metodi naturali come un'alimentazione adeguata, esercizio fisico e un approccio consapevole al vostro corpo. Sebbene il percorso verso un metabolismo ottimizzato richieda disciplina e impegno, i benefici a lungo termine per la vostra salute e il vostro benessere valgono lo sforzo. Iniziate il vostro viaggio con un'analisi approfondita delle vostre attuali abitudini alimentari e identificate le potenziali sfide. Un diario alimentare può aiutarvi a comprendere i vostri schemi alimentari e a riconoscere abitudini sfavorevoli.

La fase di preparazione è cruciale per il successo della vostra dieta metabolica. Alleviate gradualmente il vostro metabolismo evitando cibi altamente lavorati, zuccheri raffinati e grassi poco salutari. Includete invece alternative integrali e nutrienti come verdure, frutta, proteine magre e grassi sani nella vostra dieta. Iniziate contemporaneamente con un'attività fisica moderata per preparare il vostro corpo allo sforzo imminente. Passeggiate quotidiane, jogging leggero o yoga sono buoni punti di partenza. Utilizzate anche questa fase per liberare la vostra cucina da cibi poco salutari e per familiarizzare con ricette gustose e conformi alla dieta. La preparazione mentale è altrettanto importante: ponetevi obiettivi realistici, visualizzate il vostro successo e sviluppate strategie per affrontare le voglie. Tecniche di rilassamento come la meditazione o esercizi di respirazione possono aiutarvi a ridurre lo stress e a rafforzare la vostra forza di volontà.

Nella fase principale riducete l'apporto calorico per massimizzare la combustione dei grassi. Concentratevi su cibi ricchi di proteine, verdure, frutta e una quantità moderata di grassi sani. Riducete la vostra assunzione di carboidrati per costringere il vostro corpo a bruciare i grassi. Tuttavia, adattate il vostro piano alimentare alle vostre esigenze e al vostro livello di attività. Aumentate le vostre attività sportive per accelerare la perdita di grasso e mantenere la massa muscolare. L'allenamento di forza combinato con l'attività aerobica è una strategia efficace. Siate pronti a possibili effetti collaterali come fame, stanchezza o mal di testa. Questi sono generalmente temporanei e svaniscono dopo alcuni giorni. Se i disturbi persistono, consultate un medico o un nutrizionista. Premiatevi regolarmente per i vostri successi, ma scegliete ricompense che non compromettano i vostri progressi.

La fase di stabilizzazione è la chiave per il mantenimento del peso a lungo termine. Aumentate lentamente e gradualmente il vostro apporto calorico per non sovraccaricare il vostro metabolismo e per evitare l'effetto yo-yo. Mantenete le vostre sane abitudini alimentari e integrate l'esercizio fisico regolare nella vostra vita quotidiana. Documentate i vostri progressi e adattate la vostra alimentazione se necessario. La fase di stabilizzazione segna l'inizio di un cambiamento di stile di vita a lungo termine. Consideratela come un'opportunità per sviluppare una nuova consapevolezza del corpo e migliorare la vostra salute in modo sostenibile.

Un metabolismo ottimizzato è un regalo per se stessi. È un investimento nella vostra salute, nel vostro benessere e nella vostra qualità della vita. Continuate a perseverare, anche quando diventa difficile. Celebrate i vostri successi e imparate dai fallimenti. Avete il potere di influenzare positivamente il vostro metabolismo e di raggiungere i vostri obiettivi.

2. Concetto nutrizionale

Vi siete mai chiesti perché alcune persone, nonostante diete rigorose, perdano poco peso, mentre altre sembrano dimagrire senza sforzo? La chiave non risiede nella quantità di calorie, ma nel modo in cui il nostro corpo elabora il cibo. Un concetto nutrizionale ben studiato attiva i processi metabolici naturali e induce l'organismo a utilizzare le riserve di grasso accumulate come fonte di energia. La scelta degli alimenti giusti e il momento ottimale dei pasti giocano un ruolo cruciale. In questo capitolo scoprirete come trasformare il vostro metabolismo in una vera macchina brucia-grassi attraverso un'alimentazione mirata.

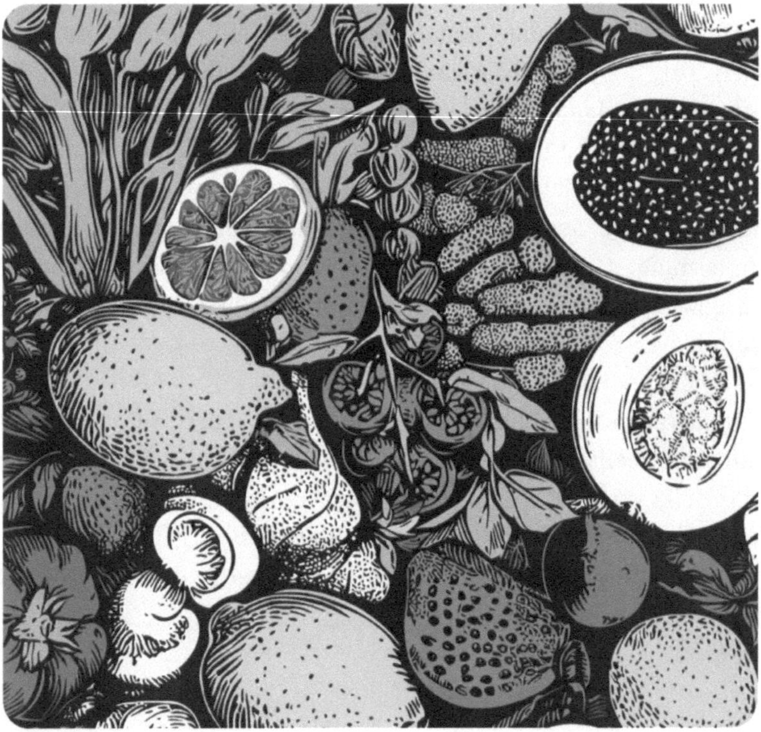

2. 1 Pasti adatti al metabolismo

Le pasti adeguate al metabolismo sono la chiave per un programma di metabolismo di successo. La giusta distribuzione dei nutrienti, il ritmo ottimale dei pasti e le porzioni adeguate influenzano il livello di zucchero nel sangue, la sensazione di sazietà e la combustione dei grassi. Una dieta squilibrata o orari irregolari dei pasti possono compromettere il metabolismo e mettere a rischio il successo del programma. Scoprite come organizzare i vostri pasti per supportare al meglio il vostro metabolismo e raggiungere i vostri obiettivi.

Le pasti adeguate al metabolismo si basano sull'ottimale interazione tra distribuzione dei nutrienti, ritmo dei pasti e dimensioni delle porzioni.

Distribuzione dei nutrienti

La distribuzione dei nutrienti nell'ambito di una dieta metabolica senza HCG mira a fornire al corpo tutti i nutrienti necessari per supportare le funzioni metaboliche e promuovere il benessere [s18]. Non si tratta solo della *quantità* di macronutrienti assunti – carboidrati, grassi e proteine – ma soprattutto della loro *distribuzione* percentuale durante la giornata. Una distribuzione personalizzata può stabilizzare i livelli di zucchero nel sangue e migliorare la insulinempfindlichkeit [s18]. Un livello di zucchero nel sangue stabile evita attacchi di fame e contribuisce così alla gestione del peso. Anche la distribuzione dell'assunzione di proteine durante la giornata può essere rilevante. Un'assunzione adeguata di proteine per pasto, circa 35 grammi, può promuovere la sintesi proteica muscolare negli anziani [s19]. Questo è particolarmente importante per mantenere la massa muscolare e la funzione con l'avanzare dell'età. Oltre alla distribuzione ottimale dei macronutrienti, anche l'apporto di micronutrienti gioca un ruolo importante per il metabolismo e la salute [s18]. I micronutrienti, come vitamine e minerali, sono coinvolti in numerosi processi metabolici e supportano le funzioni corporee. La distribuzione mirata dei nutrienti è quindi un elemento fondamentale per vantaggi sanitari a lungo termine [s18]. Una dieta ricca di proteine può essere raggiunta, ad esempio, attraverso il consumo mirato di alimenti ricchi di proteine come pesce, carne, uova, legumi e latticini.

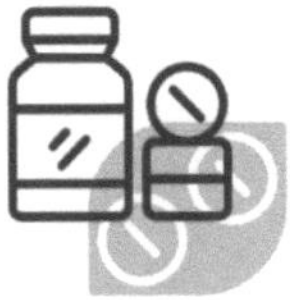

È consigliabile distribuire uniformemente l'assunzione di proteine durante la giornata per supportare al meglio la sintesi proteica muscolare e sfruttare l'effetto saziante [s20]. Anche la qualità delle proteine è rilevante. Le proteine vegetali, se consumate in combinazione, possono garantire una composizione aminoacidica equilibrata [s20]. La corretta distribuzione dei nutrienti non solo supporta la regolazione del peso, ma contribuisce anche alla salute generale e al benessere.

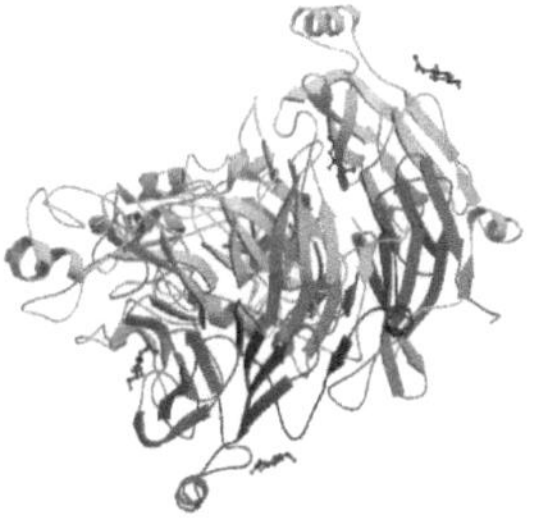

Proteine [i16]

Utile sapere

Composizione aminoacidica

La composizione aminoacidica descrive i diversi tipi e quantità di aminoacidi in una proteina. Una composizione aminoacidica equilibrata è importante per il corpo per poter formare tutte le proteine necessarie, in particolare durante una dieta metabolica senza HCG, per supportare la costruzione muscolare e altre funzioni corporee.

Distribuzione dei macronutrienti per i pasti metabolici

Rapporto ideale di macronutrienti per una dieta metabolica.

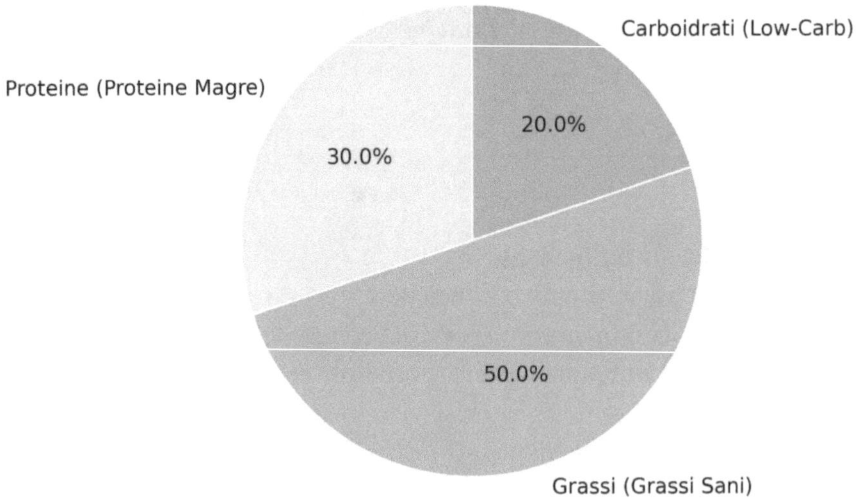

- CAR: Carboidrati (Low-Carb)
- FAT: Grassi (Grassi Sani)
- PRO: Proteine (Proteine Magre)

Questo grafico visualizza una distribuzione bilanciata dei macronutrienti che enfatizza i grassi sani per la sazietà e l'energia, proteine moderate per il mantenimento muscolare e pochi carboidrati per supportare i processi metabolici. Questo rapporto è progettato per promuovere la combustione dei grassi e stabilizzare i livelli di zucchero nel sangue.

Ritmo dei pasti

Il ritmo dei pasti, ovvero la struttura temporale dell'assunzione di cibo, influisce su vari processi metabolici e livelli ormonali. Ormoni come Ghrelin e Leptina, che regolano l'appetito, rispondono agli orari abituali dei pasti. Così, il livello di Ghrelin, che provoca la sensazione di fame, aumenta prima dei pasti consueti e segnala al corpo l'imminente assunzione di cibo [s21]. Questo aumento non avviene solo a causa di un bisogno fisiologico, ma anche attraverso schemi appresi. Un ritmo dei pasti coerente può quindi contribuire a regolare questi segnali di fame e a evitare attacchi di fame. Allo stesso tempo, il ritmo dei pasti influisce anche sul ritmo sonno-veglia e sui relativi ritmi circadiani. Disturbi di questo ritmo, ad esempio a causa di deficit di sonno o pasti notturni, possono portare a una disregolazione degli ormoni che regolano l'appetito [s21]. Chi mangia di notte rischia quindi non solo un aumento di peso, ma compromette anche il proprio metabolismo e aumenta il rischio di malattie come il diabete [s21]. Oltre alla questione di *quando* mangiamo, è rilevante anche il *tipo* di cibo. intermittierendes_fasten_if, in cui per un periodo di dodici ore o più non si consumano o si consumano poche calorie, può avere effetti positivi sull'equilibrio ormonale e sulla composizione corporea [s22]. Attraverso l'IF si attivano vie metaboliche simili a quelle di una riduzione calorica, il che può contribuire a una

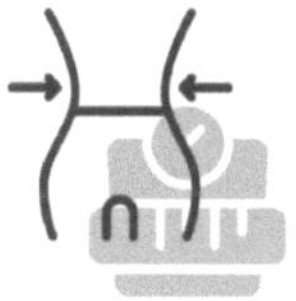

migliore combustione dei grassi e al mantenimento della massa muscolare [s22]. Così, il passaggio all'utilizzo di acidi grassi e corpi chetonici durante il digiuno supporta il mantenimento muscolare. Studi suggeriscono che l'IF possa anche offrire vantaggi ormonali, come una riduzione degli ormoni marcati dagli androgeni, in particolare per le donne con PCOS [s23]. Tuttavia, la ricerca sul ritmo dei pasti e i suoi effetti sull'equilibrio ormonale non è ancora conclusa e sono necessarie ulteriori indagini [s23]. Un ritmo dei pasti regolare con pause sufficientemente lunghe tra i pasti può quindi non solo supportare la gestione del peso, ma anche avere effetti positivi sulla salute ormonale e sul metabolismo. Una dieta con orari di pasti regolari e periodi di digiuno integrati, adattata alle esigenze individuali, può contribuire a uno stile di vita più sano.

Utile sapere

Corpi chetonici

I corpi chetonici sono molecole ricche di energia prodotte dal fegato quando il corpo non ha a disposizione abbastanza glucosio dai carboidrati. In una cura metabolica senza HCG e con digiuno intermittente, i corpi chetonici possono servire come fonte di energia alternativa per il corpo e il cervello.

Ghrelin

Il Ghrelin è un ormone prodotto nello stomaco che stimola l'appetito. In una cura metabolica senza HCG, gioca un ruolo importante, poiché può essere controllato attraverso pasti regolari, evitando così attacchi di fame.

PCOS

Il PCOS sta per Sindrome dell'ovaio policistico, un disturbo ormonale che si verifica nelle donne in età fertile. Studi suggeriscono che il digiuno intermittente possa avere effetti positivi sull'equilibrio ormonale delle donne con PCOS, il che potrebbe essere rilevante per una cura metabolica senza HCG.

Ritmi circadiani

I ritmi circadiani sono i processi naturali interni che si svolgono nell'arco di circa 24 ore e regolano molte funzioni corporee, incluso il metabolismo. Un ritmo dei pasti regolare supporta questi ritmi e può ottimizzare il metabolismo.

Attività metabolica durante il giorno

Illustra la fluttuazione dell'attività metabolica in base all'orario dei pasti.

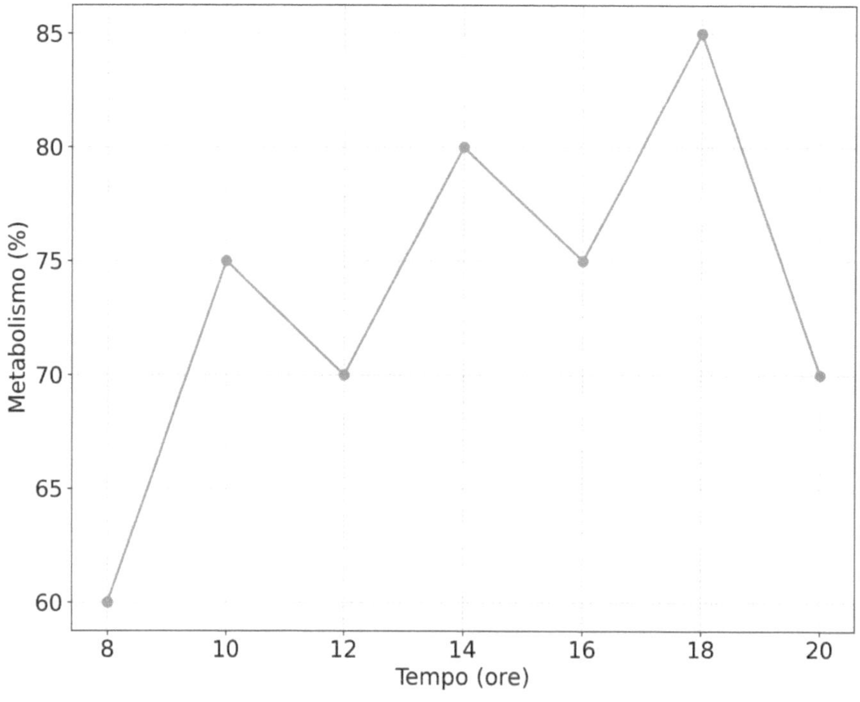

Il grafico mostra un andamento ciclico con picchi dopo i pasti, che indicano una maggiore attività metabolica per la digestione. Orari regolari dei pasti supportano un ritmo metabolico costante. Gli abbassamenti rappresentano periodi di minore attività metabolica tra i pasti. Mantenere orari costanti dei pasti può prevenire cali eccessivi e promuovere livelli di energia stabili.

Dimensioni delle porzioni

Le dimensioni delle porzioni giocano un ruolo cruciale per il successo di una dieta metabolica senza HCG. La giusta quantità di cibo influisce direttamente sull'apporto calorico e quindi sul bilancio energetico del corpo. Porzioni troppo grandi, anche se si tratta di alimenti sani, possono portare a un'assunzione calorica eccessiva e ostacolare la perdita di peso. Al contrario, porzioni troppo piccole possono causare una carenza di nutrienti essenziali e influenzare negativamente il metabolismo. La dimensione ottimale delle porzioni dipende da vari fattori, tra cui il fabbisogno calorico individuale, il livello di attività e gli obiettivi specifici della dieta metabolica. Un metodo semplice per controllare le dimensioni delle porzioni è l'uso di piatti e ciotole più piccoli. Questo può aiutare a modificare la percezione della quantità consumata e quindi ridurre inconsapevolmente l'apporto calorico. La composizione del pasto influisce anche sulla sensazione di sazietà e quindi sul controllo delle porzioni. Un pasto con un alto contenuto di fibre, proteine e carboidrati complessi di solito sazia più a lungo rispetto a un pasto composto principalmente da carboidrati semplici e grassi. Le fibre si gonfiano nello stomaco e creano una sensazione di pienezza, mentre le proteine influenzano gli ormoni della sazietà. I carboidrati complessi vengono digeriti più lentamente rispetto ai carboidrati semplici, il che porta a un livello di zucchero nel sangue più stabile e a una sensazione di sazietà più duratura. Un esempio di pasto saziante sarebbe un'insalata con pollo o pesce grigliato, quinoa e diverse verdure. Oltre alla dimensione e alla composizione dei pasti, anche la frequenza dei pasti è rilevante. Pasti regolari a intervalli simili possono aiutare a mantenere stabile il livello di zucchero nel sangue e a evitare attacchi di fame. Chi mangia regolarmente durante il giorno evita forti fluttuazioni del livello di zucchero nel sangue e gli attacchi di fame che ne derivano. Inoltre, un ritmo costante dei pasti può influenzare positivamente il metabolismo e promuovere la combustione dei grassi. Pause alimentari personalizzate, ad esempio nell'ambito del digitale intermittente, possono anch'esse avere effetti positivi sul metabolismo e supportare la regolazione del peso. Per controllare meglio le dimensioni delle porzioni nella vita quotidiana, sono disponibili vari strumenti e strategie. Oltre all'uso di piatti più piccoli, pesare consapevolmente gli alimenti può essere utile per sviluppare una sensibilità alle giuste quantità. App e calcolatori online possono aiutare a determinare il fabbisogno calorico individuale e ad analizzare la composizione nutrizionale dei pasti. Anche preparare i pasti in anticipo può facilitare il controllo delle porzioni, poiché consente di determinare esattamente la quantità degli ingredienti utilizzati. Chi pianifica e prepara i propri pasti evita decisioni impulsive che spesso portano a porzioni più grandi. A lungo termine, un'attenzione consapevole alle dimensioni delle porzioni porta a una migliore comprensione delle proprie esigenze e a un cambiamento sostenibile della dieta. Una combinazione di dimensioni delle porzioni adeguate, pasti equilibrati e un ritmo regolare dei pasti contribuisce in modo significativo al successo di una dieta metabolica e supporta il controllo del peso a lungo termine. Col tempo, si sviluppa una sensazione intuitiva per le giuste dimensioni delle porzioni, facilitando l'attuazione nella vita quotidiana. Il controllo consapevole delle dimensioni delle porzioni è quindi un passo importante verso una gestione del peso sana e sostenibile.

Utile sapere

Carboidrati complessi

I carboidrati complessi forniscono energia al corpo e, a differenza dei carboidrati semplici, vengono digeriti lentamente. Ciò garantisce un livello di zucchero nel sangue stabile e una sensazione di sazietà più duratura, che è importante per il controllo del peso in una dieta metabolica senza HCG. I prodotti integrali, i legumi e le verdure sono buone fonti di carboidrati complessi.

Carboidrati semplici

I carboidrati semplici vengono digeriti rapidamente e portano a un rapido aumento del livello di zucchero nel sangue. Ciò può causare attacchi di fame e fluttuazioni energetiche, compromettendo il successo di una dieta metabolica senza HCG. Dolci, prodotti a base di farina bianca e bevande zuccherate contengono molti carboidrati semplici.

Nutrienti essenziali

I nutrienti essenziali sono sostanze vitali che il corpo non può produrre autonomamente e quindi devono essere assunti attraverso il cibo. In una dieta metabolica senza HCG, un apporto adeguato di questi nutrienti è particolarmente importante per evitare carenze e supportare al meglio il metabolismo. Esempi di nutrienti essenziali includono alcune vitamine, minerali, acidi grassi e aminoacidi.

Porzioni raccomandate per il bilancio metabolico

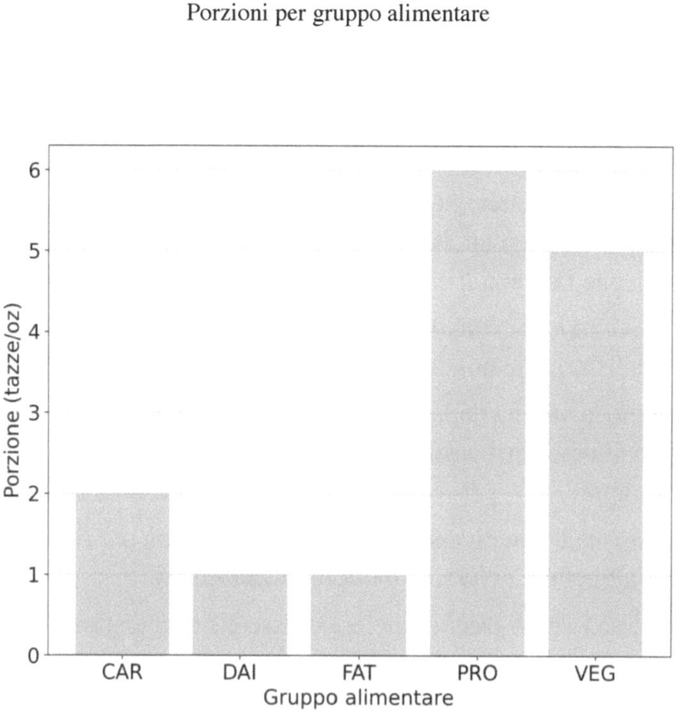

CAR: Carboidrati (frutta a basso IG)

DAI: Latticini (senza zucchero)

FAT: Grassi sani (noci, semi, oli)

PRO: Proteine (carne magra, pesce, pollame)

VEG: Verdure (non amidacee)

Questo grafico rappresenta visivamente le porzioni raccomandate per una dieta metabolicamente bilanciata. Le porzioni di proteine sono generalmente le più grandi, sottolineando l'importanza delle proteine in questo tipo di dieta. Le porzioni più piccole di carboidrati e grassi riflettono l'attenzione al controllo di questi macronutrienti. Le verdure hanno una porzione raccomandata generosa, evidenziando la loro importanza per le fibre e i micronutrienti. Comprendere queste dimensioni delle porzioni è fondamentale per ottenere gli effetti metabolici desiderati.

Consigli concreti

- Collegate mentalmente i vostri pasti a emozioni e esperienze positive per costruire a lungo termine un rapporto sano con il cibo.
- Organizzate la vostra cucina in modo che gli alimenti sani siano ben visibili e facilmente accessibili, mentre gli alimenti meno favorevoli rimangano sullo sfondo.
- Sviluppate una strategia alternativa per ciascuna delle vostre situazioni problematiche abituali (ad es. stress, noia) che non abbia nulla a che fare con il cibo.
- Createvi un repertorio di ricette veloci e semplici per pasti adatti al metabolismo, che possiate preparare anche nei giorni stressanti.
- Sfruttate la varietà della natura e integrate alimenti stagionali e regionali nei vostri pasti per garantire varietà e un'ottimale fornitura di nutrienti.
- Sperimentate con diversi metodi di preparazione per riscoprire gli stessi alimenti e evitare la monotonia dei sapori.
- Mangiate i vostri pasti in un luogo fisso e senza distrazioni come la televisione o lo smartphone, per mangiare in modo più consapevole e percepire i segnali di sazietà.
- Confrontatevi regolarmente con amici o familiari riguardo al vostro cambiamento alimentare e lasciatevi ispirare dalle loro esperienze positive.
- Premiatevi per gli obiettivi intermedi raggiunti con un'attività che vi porta gioia e promuove la vostra salute, come un bagno rilassante o un massaggio.
- Riflettete alla fine di ogni settimana su quali sfide avete superato e quali nuove scoperte avete fatto riguardo al vostro metabolismo.

2. 2 Dieta chetogenica

La dieta chetogenica sfrutta la naturale combustione dei grassi del corpo, portandolo in uno stato di chetosi. Attraverso la drastica riduzione dei carboidrati, il metabolismo viene ristrutturato: invece del glucosio, ora i chetoni, prodotti dalle riserve di grasso, fungono da principale fonte di energia. Questo può portare a una riduzione del peso, a un miglioramento della sensibilità all'insulina e ad altri benefici per la salute, ma comporta anche delle sfide. Una dieta chetogenica richiede un'accurata regolazione dei macronutrienti, in particolare un'adeguata assunzione di proteine per mantenere la massa muscolare. Inoltre, la transizione del metabolismo può comportare effetti collaterali iniziali. Scoprite in questo capitolo come integrare al meglio la dieta chetogenica nel vostro programma di metabolismo e trarre vantaggio dai suoi benefici.

La chiave per il successo di una dieta chetogenica risiede nell'equilibrio ottimale tra la riduzione dei carboidrati, un'adeguata assunzione di proteine e l'attivazione del metabolismo dei grassi per una combustione sostenibile dei grassi e un miglioramento della salute.

Attivare il metabolismo dei grassi

Il metabolismo dei grassi viene attivato quando il corpo utilizza acidi grassi e chetoni per la produzione di energia invece del glucosio [s24]. Questo interruttore metabolico si attiva quando le riserve di glicogeno nel fegato sono esaurite e la lipolisi, la scissione dei grassi nel tessuto adiposo, aumenta – tipicamente 12-36 ore dopo l'ultimo pasto [s24]. Nell'ambito di una dieta chetogenica, questo processo viene indotto intenzionalmente. Attraverso la drastica riduzione dell'assunzione di carboidrati (<30 g/giorno) e l'aumento simultaneo dell'assunzione di grassi (ad es. ~44%) [s25], il corpo viene portato in uno stato di chetosi. In questo stato, i chetoni diventano la principale fonte di energia per il cervello e il corpo, simile a quanto avviene durante il digiuno o l'esercizio fisico prolungato [s24]. Le diete chetogeniche (KD) riducono la produzione di insulina e migliorano la sensibilità all'insulina [s26]. Questo riduce il grasso corporeo, in particolare il grasso viscerale che circonda gli organi interni [s26]. Oltre alla riduzione del peso, le KD hanno anche effetti antinfiammatori e riducono lo stress ossidativo [s26]. Nelle donne con sindrome dell'ovaio policistico (PCOS), una dieta chetogenica molto ipocalorica (VLCKD) può influenzare positivamente l'equilibrio ormonale riducendo la resistenza all'insulina e promuovendo l'ovulazione [s26]. Anche le donne in postmenopausa possono beneficiare di una KD per ridurre il rischio di malattie cardiometaboliche, diminuendo il peso corporeo e il grasso viscerale [s26]. Inoltre, una dieta specifica che utilizza determinati acidi grassi come fonti alternative di energia può ripristinare la funzione mitocondriale e il metabolismo energetico [s27]. Questo è stato dimostrato in modelli animali attraverso un miglioramento della funzione motoria [s27]. Anche la qualità della vita e la sopravvivenza di alcuni gruppi di pazienti potrebbero essere migliorate dalla combinazione di una dieta ad alto contenuto calorico con terapie farmacologiche [s27]. Una dieta chetogenica può portare a una significativa riduzione del peso corporeo,

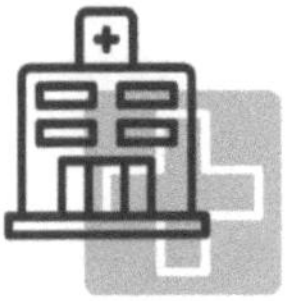

della glicemia, dell'insulina, del C-peptide e del proinsulina negli uomini in sovrappeso o obesi con ipogonadismo metabolico [s25]. La normalizzazione dei livelli di proinsulina indica un miglioramento della funzione delle cellule beta nel pancreas, il che potrebbe ridurre il rischio di diabete di tipo 2 [s25]. Pertanto, la dieta chetogenica ha il potenziale di influenzare in modo sostenibile il metabolismo e offrire vari benefici per la salute.

Utile sapere

Chetoni

I chetoni sono composti organici prodotti nel fegato durante la combustione dei grassi. Servono come fonte di energia alternativa per il cervello e i muscoli quando il glucosio non è sufficientemente disponibile, come avviene in una dieta chetogenica.

Glicogeno

Il glicogeno è la forma di riserva del glucosio nel corpo, principalmente nel fegato e nei muscoli. In una dieta chetogenica, le riserve di glicogeno vengono ridotte per stimolare il corpo a bruciare grassi.

Lipolisi

La lipolisi è il processo di scissione dei grassi nel tessuto adiposo, in cui i trigliceridi vengono scomposti in glicerolo e acidi grassi liberi. Questi acidi grassi servono poi come fonte di energia, in particolare in una dieta chetogenica.

Andamento dei livelli di chetoni

Tipico aumento del livello di chetoni durante una dieta chetogenica.

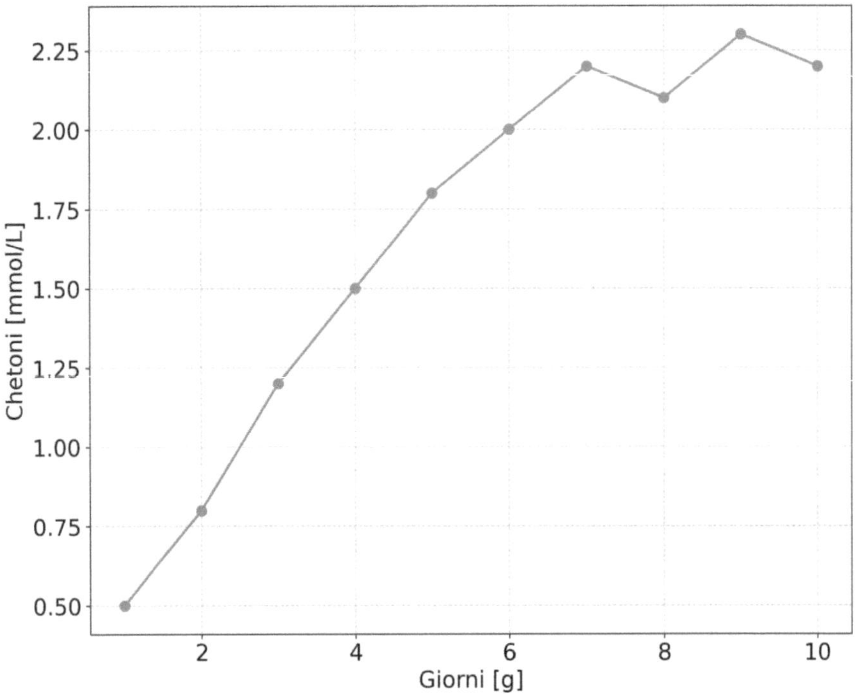

Il grafico mostra un aumento costante dei livelli di chetoni nel sangue durante la prima settimana, indicando un adattamento riuscito a una dieta chetogenica. I livelli si stabilizzano intorno al giorno 7, suggerendo che il corpo ha spostato la sua principale fonte di carburante dal glucosio ai chetoni.

Riduzione dei carboidrati

La riduzione dei carboidrati è il cuore della dieta chetogenica e la chiave per la chetosi. Limitando drasticamente l'assunzione di carboidrati, ad esempio a meno di 30 grammi al giorno, si costringe il corpo a cambiare il proprio metabolismo. Normalmente, l'organismo ottiene energia dalla glucosio, che deriva dai carboidrati. Quando questa fonte primaria di energia scarseggia, il corpo attinge alle riserve di grasso. Questo processo, la lipolyse, scompone il grasso corporeo immagazzinato in acidi grassi e glicerolo. Il fegato trasforma quindi questi acidi grassi in chetoni, che fungono da fonte alternativa di energia per il cervello e i muscoli. [s28] Questo cambiamento del metabolismo può avere effetti positivi sulla salute, in particolare per le donne con sindrome dell'ovaio policistico (PCOS). Una dieta a basso contenuto di carboidrati può migliorare la resistenza all'insulina, un problema comune nella PCOS, influenzando positivamente l'equilibrio ormonale, il che si traduce in una maggiore regolarità del ciclo mestruale e in un aumento del tasso di gravidanza. [s29] Inoltre, la perdita di peso, che spesso accompagna una dieta chetogenica, può ulteriormente contribuire a migliorare la fertilità. [s29] Pertanto, una riduzione dei carboidrati può non solo modificare il metabolismo, ma anche influenzare positivamente la salute riproduttiva. Chi riduce l'assunzione di carboidrati dovrebbe evitare alimenti altamente trasformati, zuccheri e amidi, e invece concentrarsi su verdure, noci e grassi sani.

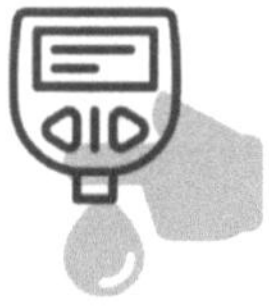

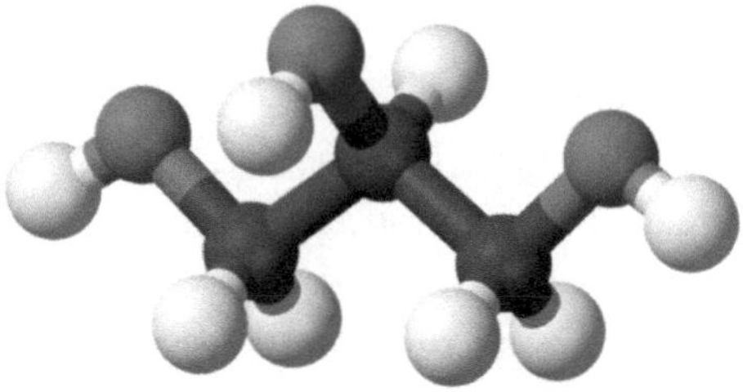

Glicerolo [i17]

Utile sapere

Chetosi

Uno stato metabolico in cui il corpo utilizza il grasso invece dei carboidrati come fonte primaria di energia. Questo viene raggiunto attraverso una dieta molto povera di carboidrati e porta alla produzione di chetoni nel fegato.

Resistenza all'insulina

Uno stato in cui le cellule del corpo non rispondono più adeguatamente all'ormone insulina, portando a livelli elevati di zucchero nel sangue. Una dieta chetogenica può migliorare la sensibilità all'insulina e quindi ridurre la resistenza all'insulina.

Contenuto di carboidrati

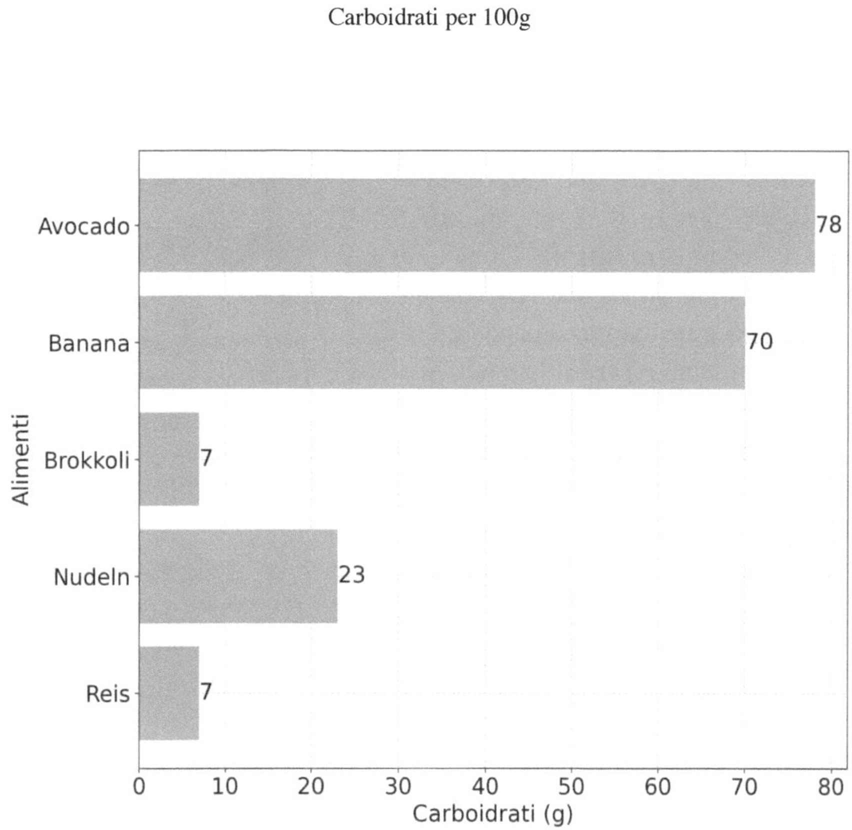

AVO: Avocado
BAN: Banana
BRO: Brokkoli
NUD: Nudeln
REI: Reis

Il diagramma a barre visualizza il contenuto di carboidrati di diversi alimenti, utile per una dieta chetogenica. Alimenti come avocado e broccoli hanno un contenuto di carboidrati significativamente inferiore rispetto alla pasta o al riso. Ciò evidenzia la necessità di scegliere attentamente gli alimenti in una dieta a basso contenuto di carboidrati.

Soddisfare il fabbisogno proteico

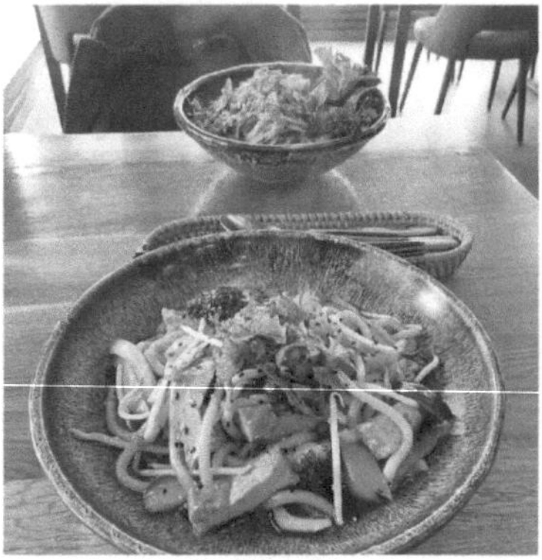

Tofu [i19]

Un apporto proteico adeguato è essenziale durante una dieta chetogenica per prevenire la perdita di massa muscolare mentre il corpo utilizza il grasso come principale fonte di energia. Come dimostrano gli studi, il fabbisogno proteico raccomandato è di circa 1,6 grammi per chilogrammo di peso corporeo al giorno [s30]. Questa quantità garantisce che il corpo abbia a disposizione sufficienti mattoni per mantenere il proteico muscolare e al contempo mantenere la ketose [s31]. Un apporto proteico insufficiente può portare a una riduzione della massa muscolare, rallentando il metabolismo e ostacolando la perdita di peso. Al contrario, un apporto proteico eccessivo può interrompere la chetosi, poiché il corpo può convertire le proteine in eccesso in glucosio. Una donna che pesa 60 kg dovrebbe quindi assumere circa 96 grammi di proteine al giorno. Questa quantità di proteine può essere facilmente integrata nel piano alimentare chetogenico includendo, tra l'altro, carne, pesce, uova, latticini e alimenti vegetali ricchi di proteine come tofu o tempeh [s32]. Soprattutto in una dieta chetogenica molto ipocalorica (VLCKD), come descritta in fonte [s30] con circa 1000-1200 kcal al giorno, un apporto proteico adeguato è cruciale per garantire il mantenimento muscolare e supportare gli effetti positivi sulla insulinempfindlichkeit e sulla funzione delle cellule beta [s31]. Un apporto proteico superiore al 25% dell'apporto energetico totale può, come suggeriscono gli studi, influenzare positivamente anche la fertilità [s32]. Pertanto, la dieta chetogenica, combinata con un apporto proteico

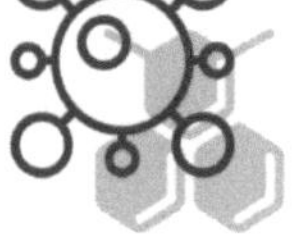

adeguato, offre non solo vantaggi per la perdita di peso, ma supporta anche la salute generale e il benessere.

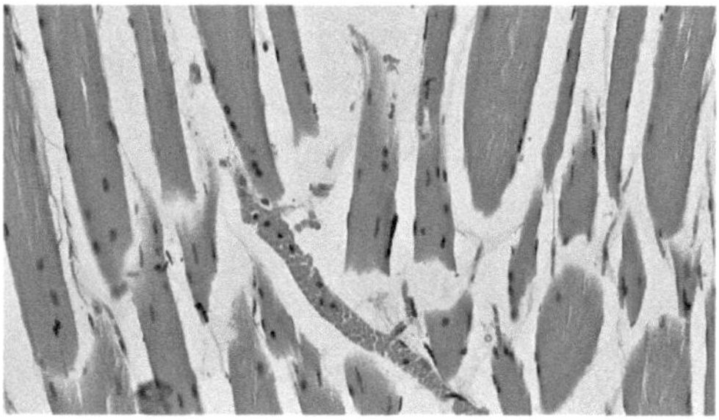

massa muscolare [i18]

Utile sapere

Funzione delle cellule beta

Si riferisce alla funzione delle cellule beta nel pancreas, responsabili della produzione e rilascio di insulina. Una sana funzione delle cellule beta è fondamentale per la regolazione dei livelli di zucchero nel sangue. Nel contesto di una cura metabolica, la dieta chetogenica può migliorare la funzione delle cellule beta, contribuendo così alla perdita di peso e a un migliore controllo della glicemia.

Fonti di Proteine Chetogeniche

Distribuzione ideale delle proteine in cheto.

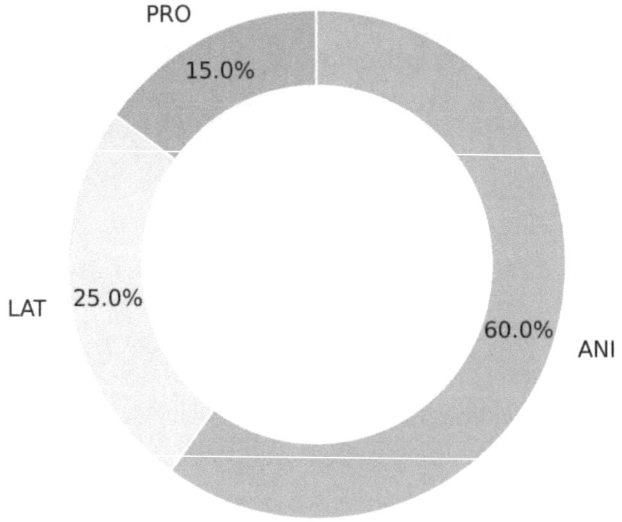

- ANI: Fonti Animali (Carne, Pesce, Pollame)
- LAT: Latticini (Formaggio, Uova, Yogurt Greco)
- PRO: A Base Vegetale (Noci, Semi, Verdure)

Questo grafico evidenzia la distribuzione raccomandata dell'assunzione di proteine per una dieta chetogenica, enfatizzando un equilibrio tra diverse fonti per garantire un apporto adeguato di aminoacidi essenziali e micronutrienti. Una parte significativa proviene da fonti animali note per il loro alto valore biologico, mentre le proteine vegetali e i latticini contribuiscono al fabbisogno proteico complessivo e alla diversità alimentare. Questo equilibrio supporta il mantenimento muscolare e la salute generale, pur aderendo ai principi chetogenici.

Consigli concreti

- Modifica le tue abitudini alimentari gradualmente, iniziando con una sola pasto al giorno in chiave chetogenica.
- Integra un "giorno cheto" una volta alla settimana, in cui ti alimenti esclusivamente in modo chetogenico.
- Prepara snack chetogenici da portare con te, per evitare attacchi di fame per cibi zuccherati.
- Sostituisci contorni tradizionali come pasta o patate con alternative a basso contenuto di carboidrati come riso di cavolfiore o spaghetti di zucchine.
- Crea le tue varianti di dessert chetogenici utilizzando dolcificanti senza zucchero e ingredienti come farina di cocco o farina di mandorle.
- Utilizza la dieta chetogenica come un'opportunità per ampliare le tue abilità culinarie e provare nuove ricette.
- Partecipa a un corso di cucina specializzato nella preparazione di piatti chetogenici.
- Sostituisci le bevande zuccherate con tè non zuccherato, acqua con limone o limonate alle erbe fatte in casa.
- Rendi il tuo carrello della spesa amico della chetosi, scrivendo una lista prima di fare la spesa e rispettandola.
- Impara a interpretare le tabelle nutrizionali degli alimenti per valutare meglio il contenuto di carboidrati.
- Cerca di interagire con altre persone che seguono una dieta chetogenica, per motivarvi a vicenda e scambiare consigli.
- Documenta fotograficamente i tuoi pasti chetogenici, per registrare visivamente i tuoi progressi e trarre ispirazione.

2. 3 Scelta degli alimenti

La scelta alimentare corretta è fondamentale per il successo di una cura del metabolismo senza HCG. Essa influisce non solo sul metabolismo e sulla regolazione del peso, ma anche sul benessere generale. È importante privilegiare alimenti ricchi di nutrienti e evitare determinate categorie di alimenti per supportare al meglio il corpo. Oltre alla selezione degli alimenti, anche la preparazione e la combinazione di diversi cibi giocano un ruolo importante. Spezie e erbe possono influenzare positivamente il metabolismo. La scelta alimentare ottimale può presentare delle sfide, ma allo stesso tempo offre il potenziale per successi duraturi. Scoprite di seguito come selezionare e combinare gli alimenti giusti per supportare al meglio la vostra cura del metabolismo.

Per un successo nella dieta metabolica, è fondamentale la scelta consapevole di alimenti ricchi di nutrienti con un basso contenuto di grassi e alta densità nutrizionale, combinata con l'astensione da prodotti ad alto contenuto di zucchero e fortemente lavorati, nonché da carboidrati raffinati. L'integrazione di alimenti fermentati e spezie e erbe può influenzare positivamente il metabolismo.

Alimenti che stimolano il metabolismo

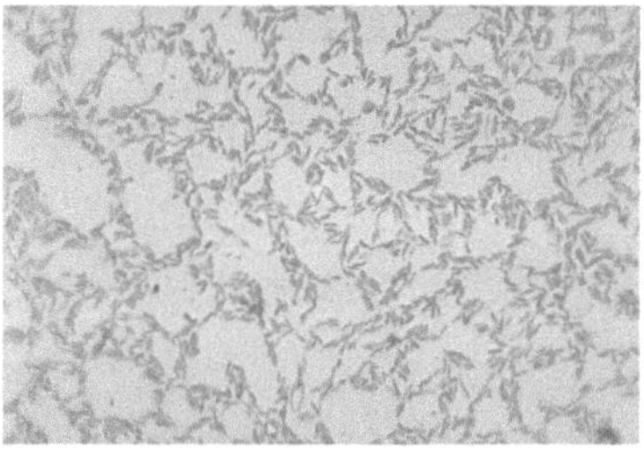

batteri intestinali [i20]

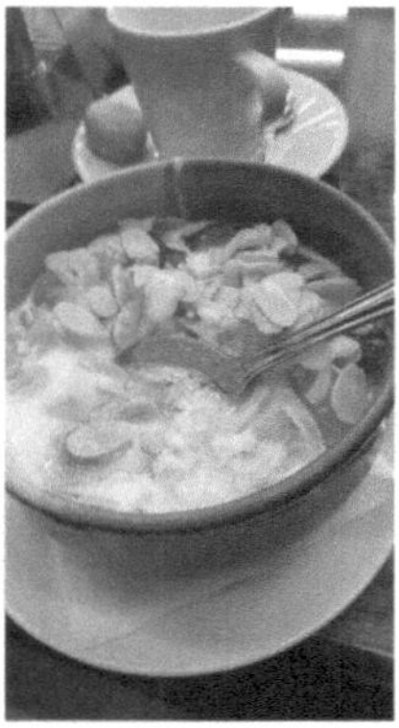

Fiocchi d'avena [i21]

Alimenti che stimolano il metabolismo non sono da considerarsi come rimedi miracolosi, ma possono influenzare positivamente il metabolismo e contribuire a una sana regolazione del peso [s33]. Un aspetto importante è la scelta di alimenti con un alto contenuto di nutrienti e un basso contenuto di grassi. Questo spesso riduce il desiderio di prodotti ad alto contenuto calorico, il che può ridurre l'apporto energetico e favorire la perdita di peso [s33]. Una colazione saziante a base di fiocchi d'avena con frutti di bosco e noci, ad esempio, mantiene la sazietà più a lungo e previene gli attacchi di fame. Oltre alla densità nutrizionale, anche gli alimenti fermentati giocano un ruolo interessante. Durante il processo di fermentazione si formano sostanze bioattive e nutrienti che supportano la crescita di batteri intestinali benefici [s34]. Questa migliorata salute intestinale può a sua volta influenzare positivamente il metabolismo [s34]. La fermentazione aumenta anche la digeribilità, scomponendo carboidrati complessi e proteine, rendendo così i nutrienti più disponibili per il corpo [s34]. Inoltre, gli alimenti fermentati forniscono spesso probiotici che ottimizzano ulteriormente il microbioma intestinale e promuovono la salute [s34]. Gli acidi grassi a catena corta (SCFA) che si formano supportano anch'essi la salute intestinale e contribuiscono a un metabolismo funzionante [s34]. Anche i polifenoli presenti negli alimenti fermentati hanno effetti positivi sulla flora intestinale, promuovendo la crescita di batteri utili e inibendo al contempo batteri dannosi [s34]. Gli alimenti fermentati possono quindi fungere da "taxi" per i probiotici, che riescono a superare il passaggio gastrico e a esprimere il loro pieno effetto nell'intestino [s34].

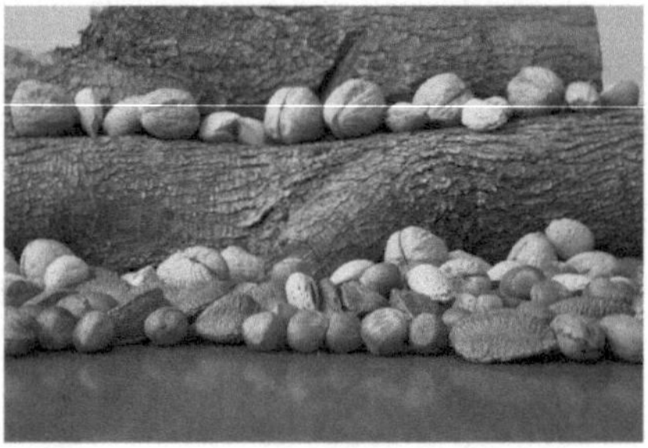

Noci [i22]

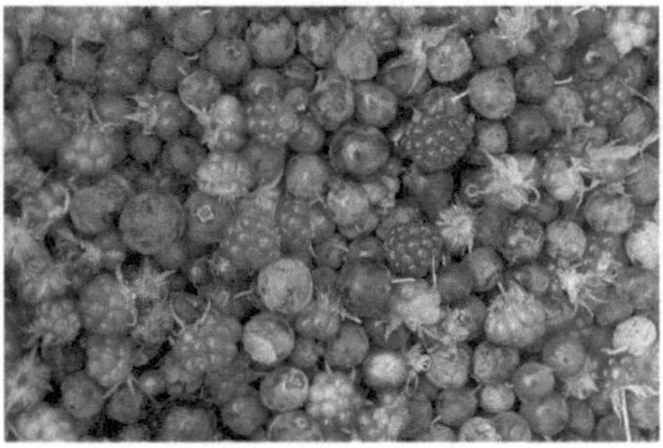

Bacche [i23]

Alimenti fermentati

Gli alimenti fermentati come crauti, kimchi o yogurt sono prodotti grazie all'influenza di microrganismi. Questi modificano la composizione degli alimenti e producono sostanze benefiche per la salute. Nel contesto di una cura del metabolismo senza HCG, gli alimenti fermentati possono migliorare la salute intestinale e supportare il metabolismo.

Densità nutrizionale

La densità nutrizionale si riferisce alla quantità di vitamine, minerali e altri nutrienti importanti in relazione alle calorie di un alimento. Una alta densità nutrizionale è importante in una cura del metabolismo senza HCG per fornire al corpo nutrienti ottimali mentre si riduce l'apporto calorico. Questo supporta la perdita di peso e il mantenimento delle funzioni corporee.

Sostanze bioattive

Le sostanze bioattive sono composti presenti negli alimenti che possono avere effetti positivi sulla salute. Si formano, tra l'altro, durante la fermentazione e possono influenzare il metabolismo, il sistema immunitario e altre funzioni corporee. Nell'ambito di una cura del metabolismo senza HCG, possono supportare la regolazione del peso e il benessere generale.

Effetto Termico del Cibo

Dispendio energetico dalla digestione

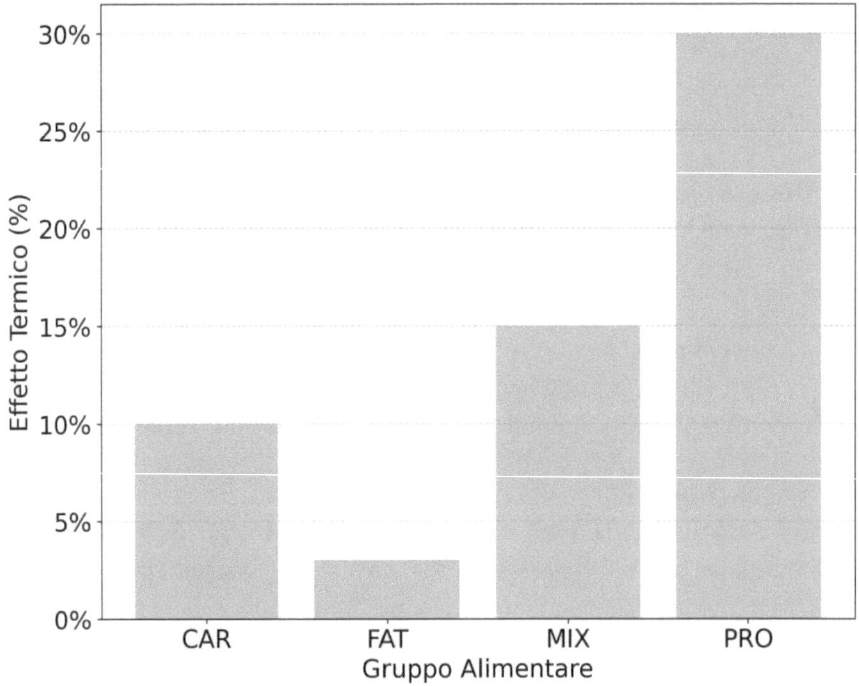

CAR: Carboidrati (es., Cereali Integrali, Verdure)

FAT: Grassi (es., Avocado, Noci)

MIX: Pasto Misto (Macronutrienti Bilanciati)

PRO: Proteine (es., Carni Magre, Pesce)

Gli alimenti ricchi di proteine hanno un effetto termico significativamente maggiore rispetto ai carboidrati e ai grassi. Ciò significa che il corpo utilizza più energia per elaborare le proteine, il che lo rende potenzialmente benefico per la gestione del peso se incorporato come parte di una dieta equilibrata.

Alimenti proibiti

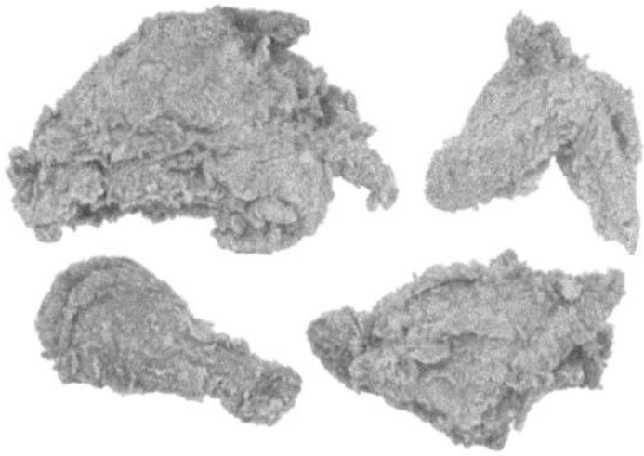

Cibi fritti [i24]

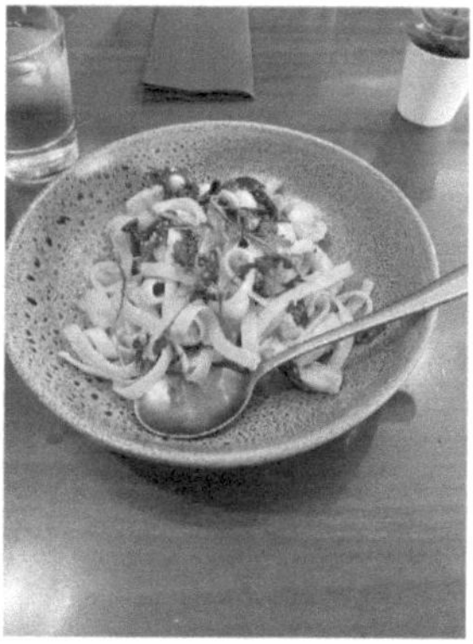

Frutti di mare [i25]

Nell'ambito di una dieta metabolica senza HCG, la scelta degli alimenti è fondamentale per il successo. Alcuni gruppi alimentari dovrebbero essere evitati durante la dieta per non influenzare negativamente il metabolismo e supportare la perdita di peso desiderata. In particolare, gli alimenti ad alto contenuto di zucchero, come dolci, bibite e prodotti altamente lavorati con zucchero aggiunto, sono tabù [s35]. L'elevato contenuto di zucchero di questi prodotti provoca un rapido aumento della glicemia, seguito da un altrettanto rapido calo, che può causare attacchi di fame e fluttuazioni energetiche [s35]. Circa una manciata di bacche fornisce vitamine e antiossidanti preziosi, mentre una barretta di cioccolato offre principalmente calorie "vuote" e zucchero. Anche gli alimenti con un alto contenuto di carboidrati raffinati, come pane bianco o pasta, dovrebbero essere ridotti, poiché agiscono in modo simile sulla glicemia [s35]. Invece, dovrebbero essere preferiti i prodotti integrali, poiché sono ricchi di fibre e contribuiscono a una sazietà prolungata. Inoltre, gli alimenti ad alto contenuto di grassi, in particolare cibi fritti, così come carne rossa, dovrebbero essere limitati [s35]. Questi appesantiscono il metabolismo e possono rallentare la perdita di peso [s35]. È interessante notare che i frutti di mare, a differenza della carne rossa, sono consentiti e possono rappresentare un'aggiunta preziosa al piano alimentare grazie al loro alto contenuto di proteine e iodio [s36]. Le raccomandazioni della Chiesa ortodossa per una dieta vegetariana durante i periodi di digiuno dimostrano che anche un'alimentazione senza carne può essere sana ed equilibrata [s36]. Questo stile alimentare può servire da ispirazione per integrare più fonti di proteine vegetali nella dieta.

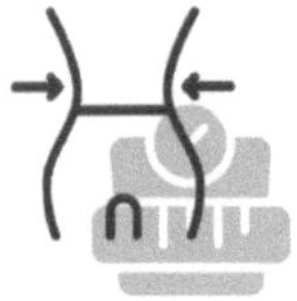

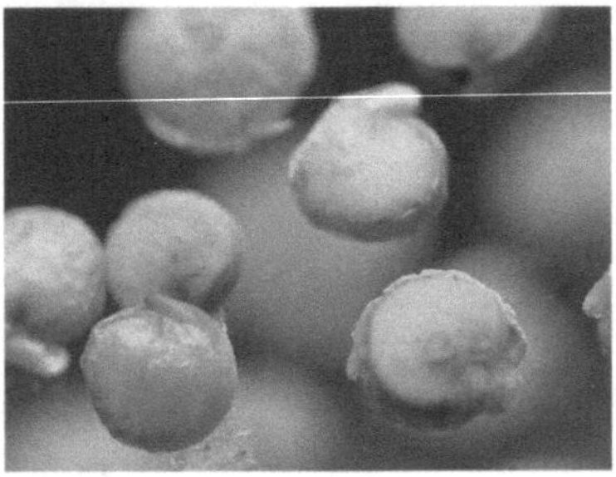

Prodotti integrali [i26]

Carboidrati raffinati

I carboidrati raffinati, come i prodotti a base di farina bianca, vengono metabolizzati rapidamente e possono portare a picchi di glicemia che influenzano negativamente il metabolismo e favoriscono la fame. Pertanto, in una dieta metabolica senza HCG, dovrebbero essere ridotti.

Carne rossa

La carne rossa contiene nutrienti importanti, ma anche molti grassi saturi, che in grandi quantità possono appesantire il metabolismo. Nell'ambito della dieta metabolica senza HCG, il consumo di carne rossa dovrebbe essere ridotto e si dovrebbero preferire carni magre o alternative.

Cibi fritti

I cibi fritti contengono spesso grassi poco salutari e molte calorie, che possono appesantire il metabolismo e ostacolare la perdita di peso. Dovrebbero essere evitati durante la dieta metabolica senza HCG per supportare al meglio il corpo.

Frutti di mare

I frutti di mare sono ricchi di proteine e iodio, che supporta la funzione tiroidea. Sono una buona alternativa alla carne rossa durante la dieta metabolica e forniscono nutrienti importanti senza appesantire il metabolismo.

Alimenti proibiti

Ingredienti problematici

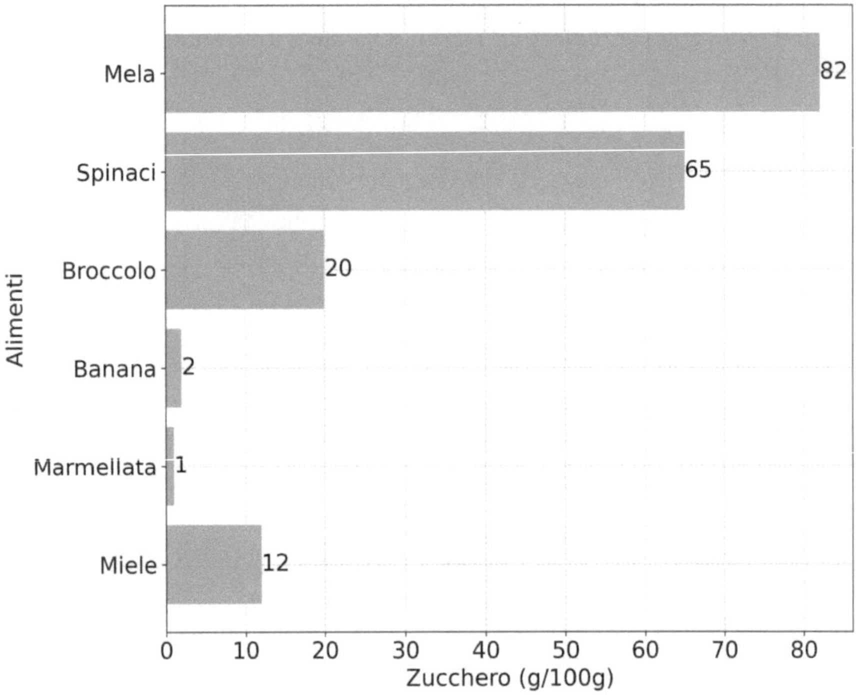

BAN: Banana

HON: Miele

MEL: Mela

BRO: Broccolo

MAR: Marmellata

SPI: Spinaci

Il diagramma a barre visualizza il contenuto di zucchero di diversi alimenti. Miele e marmellata hanno il più alto contenuto di zucchero e dovrebbero quindi essere evitati. La frutta contiene zucchero moderato e può essere consumata con moderazione. La verdura ha il più basso contenuto di zucchero ed è consentita senza restrizioni.

Spezie ed erbe aromatiche

Le spezie e le erbe aromatiche non solo arricchiscono il sapore dei piatti, ma possono anche influenzare positivamente il metabolismo, rappresentando così un prezioso complemento in un programma di metabolismo senza HCG. Molte spezie e erbe aromatiche contengono bioaktive_substanzen, che possono avere effetti diversi sull'organismo [s37]. Ad esempio, lo zenzero e il peperoncino possono stimolare la termogenesi, ovvero la produzione di calore nel corpo, aumentando leggermente il consumo energetico. La cannella, d'altra parte, può migliorare la insulinempfindlichkeit e ridurre le fluttuazioni della glicemia, prevenendo così gli attacchi di fame. Anche erbe come il rosmarino e l'origano contengono composti antiossidanti, che possono contrastare i danni cellulari e promuovere la salute generale [s37]. La curcuma, un componente del curry, contiene curcumina, a cui vengono attribuite proprietà antinfiammatorie. Combinando sapientemente diverse spezie e erbe aromatiche, è possibile arricchire i piatti quotidiani e supportare al contempo il programma di metabolismo. Un petto di pollo, ad esempio, condito con rosmarino, timo e un po' di peperoncino, offre non solo un'esperienza gustativa aromatica, ma può anche stimolare il metabolismo e supportare la combustione dei grassi. Tuttavia, si noti che spezie ed erbe aromatiche da sole non possono compiere miracoli: sono un complemento a una dieta equilibrata e a uno stile di vita sano.

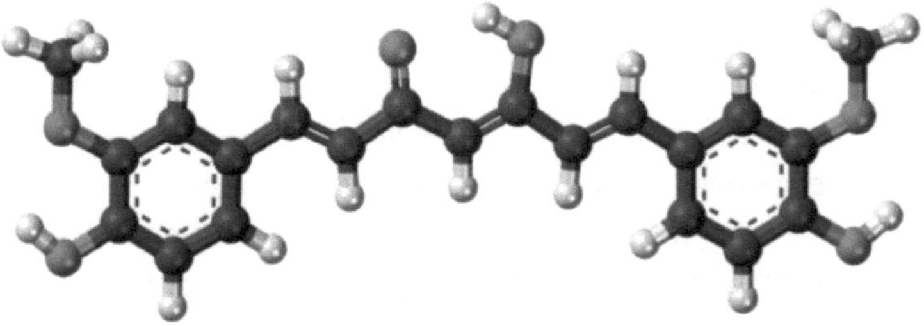

Curcumina [i27]

Utile sapere

Composti antiossidanti

I composti antiossidanti proteggono le cellule del corpo dai danni causati dai radicali liberi. Contribuiscono alla salute generale e possono ridurre i processi infiammatori che possono influenzare negativamente il metabolismo. Erbe come il rosmarino e l'origano sono ricche di composti antiossidanti.

Curcumina

La curcumina è il pigmento giallo nella curcuma, a cui vengono attribuite proprietà antinfiammatorie e antiossidanti. Le infiammazioni possono influenzare negativamente il metabolismo, quindi la curcumina può essere utile in quantità moderate durante un programma di metabolismo.

Impatto di Spezie ed Erbe sul Metabolismo

Effetto e frequenza di utilizzo di spezie ed erbe sul metabolismo durante una dieta non-HCG.

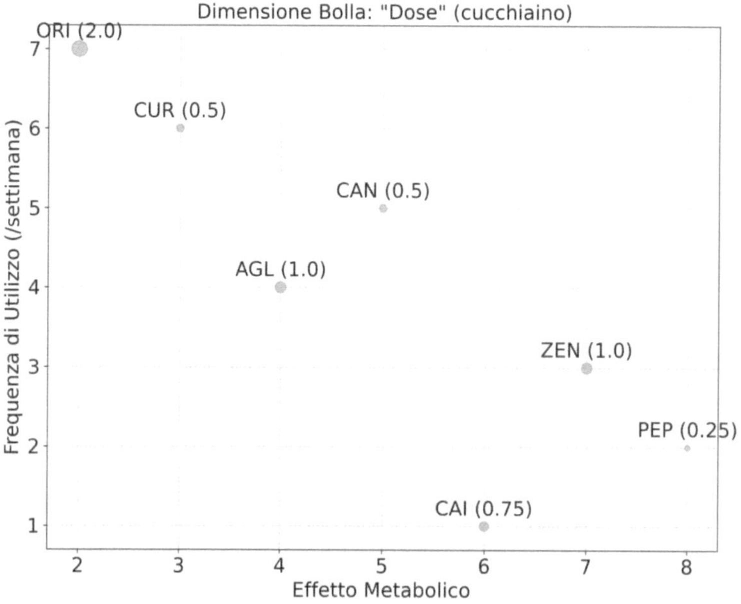

Blasengröße: Dose (cucchiaino)

AGL: Aglio

CAN: Cannella

ORI: Origano

ZEN: Zenzero

CAI: Caienna

CUR: Curcuma

PEP: Peperoncino

In generale, le spezie e le erbe usate frequentemente tendono ad avere un effetto metabolico più lieve. Lo zenzero, sebbene usato meno frequentemente, mostra un forte impatto positivo. Al contrario, la cannella, nonostante l'uso frequente, mostra un effetto moderato. Il peperoncino, pur essendo meno frequente, mostra anche una forte influenza. Ciò suggerisce che l'incorporazione strategica di spezie specifiche, come lo zenzero e il peperoncino, può apportare benefici significativi alla funzione metabolica anche con un uso meno frequente.

Consigli concreti

- Componi il tuo kit alimentare personalizzato, ricco di componenti nutrienti e facilmente digeribili che fanno bene al tuo metabolismo.
- Intraprendi un viaggio culinario e esplora il mondo delle verdure dimenticate e dei cereali antichi.
- Lasciati ispirare dalla natura e orienta la tua scelta alimentare in base all'offerta stagionale del mercato locale.
- Trasforma il tuo shopping in un'esperienza sensoriale: annusa, tocca e osserva consapevolmente gli alimenti prima di selezionarli.
- Crea un legame personale con il tuo cibo, scoprendo la sua origine e il processo di produzione.
- Sperimenta con combinazioni di spezie insolite e crea esperienze gustative uniche che stimolino il tuo metabolismo.
- Condividi le tue scoperte culinarie con altri e lasciati ispirare dalle loro idee e ricette.
- Integra la preparazione dei pasti come parte integrante della tua cura di te stesso e goditi il processo creativo.
- Crea piccoli momenti di piacere nella vita quotidiana, consumando i tuoi pasti con calma e attenzione.
- Lasciati ispirare dalla cucina tradizionale dei tuoi antenati e riscopri ricette e alimenti dimenticati.
- Diventa un detective del cibo e esplora la composizione e i valori nutrizionali dei prodotti che consumi quotidianamente.
- Sviluppa una sensibilità per le esigenze del tuo corpo e impara a interpretare correttamente i segnali di fame e sazietà.
- Considera la tua alimentazione come un investimento nella tua salute e nel tuo benessere e scegli i tuoi alimenti con attenzione.

Revisione - 2. Concetto nutrizionale

Un concetto nutrizionale ben ponderato è la chiave per un metabolismo sano e una gestione del peso sostenibile. L'attenzione non dovrebbe concentrarsi solo sulla quantità di calorie, ma soprattutto sul tipo e sulla distribuzione dei nutrienti, nonché sul ritmo dei pasti. Una distribuzione equilibrata dei macronutrienti, che tenga conto delle vostre esigenze individuali, è la base per un livello di zucchero nel sangue stabile e una sazietà duratura. Considerate come soddisfare il vostro fabbisogno quotidiano di proteine, grassi sani e carboidrati complessi. Integrare, ad esempio, alimenti ricchi di proteine come pesce, carne magra, uova, legumi e latticini in modo uniforme durante la giornata nei vostri pasti. Fate attenzione anche alla qualità delle proteine e, se necessario, combinare fonti vegetali per garantire un apporto ottimale di aminoacidi.

Il giusto ritmo dei pasti gioca un ruolo altrettanto importante. Un ritmo costante aiuta a regolare i segnali di fame e a evitare attacchi di fame. Integrare pause sufficientemente lunghe tra i pasti nella vostra routine quotidiana, ad esempio attraverso il digiuno intermittente. Sperimentate con diversi intervalli di digiuno per scoprire quale metodo si adatta meglio al vostro stile di vita. Tenete presente che un ritmo di sonno regolare è strettamente legato al vostro metabolismo. Evitate quindi i pasti poco prima di andare a letto e assicuratevi di avere un sonno sufficiente.

Il controllo delle dimensioni delle porzioni è un altro aspetto importante di un concetto nutrizionale di successo. Iniziate con piatti e ciotole più piccoli per influenzare la vostra percezione della quantità consumata. Pesate i vostri alimenti per sviluppare una migliore consapevolezza delle porzioni corrette. Concentratevi su alimenti ad alta densità nutrizionale, come verdure, frutta, cereali integrali e proteine magre. Questi saziano in modo più duraturo e forniscono allo stesso tempo importanti vitamine e minerali. Pianificate e preparate i vostri pasti in anticipo per evitare decisioni impulsive e poco salutari.

La scelta consapevole dei vostri alimenti è fondamentale. Riducete il consumo di prodotti altamente lavorati, bevande zuccherate e grassi poco salutari. Puntate invece su alimenti naturali e non lavorati e integrate spezie e erbe stimolanti per il metabolismo come zenzero, cannella, peperoncino, rosmarino o curcuma nei vostri piatti. Non esitate a sperimentare e provare nuove ricette. Siate consapevoli che un cambiamento nella dieta è un processo e che i passi falsi fanno parte del percorso. Continuate a impegnarvi e adattate continuamente il vostro concetto nutrizionale alle vostre esigenze e esperienze individuali. Con pazienza e perseveranza, ottimizzerete il vostro metabolismo, migliorerete il vostro benessere e raggiungerete i vostri obiettivi.

3. Programma di movimento

Sapevate che il nostro corpo continua a bruciare calorie anche a lungo dopo l'allenamento? Il movimento giusto è la chiave per un metabolismo attivo e supporta la naturale perdita di grasso durante la cura. Dalle attività quotidiane dolci fino a sessioni di esercizio mirate, ogni forma di movimento contribuisce al successo. Non si tratta di prestazioni massime, ma della giusta combinazione di intensità e regolarità. In questo capitolo scoprirete come progettare il vostro programma di movimento e supportare efficacemente la vostra cura del metabolismo.

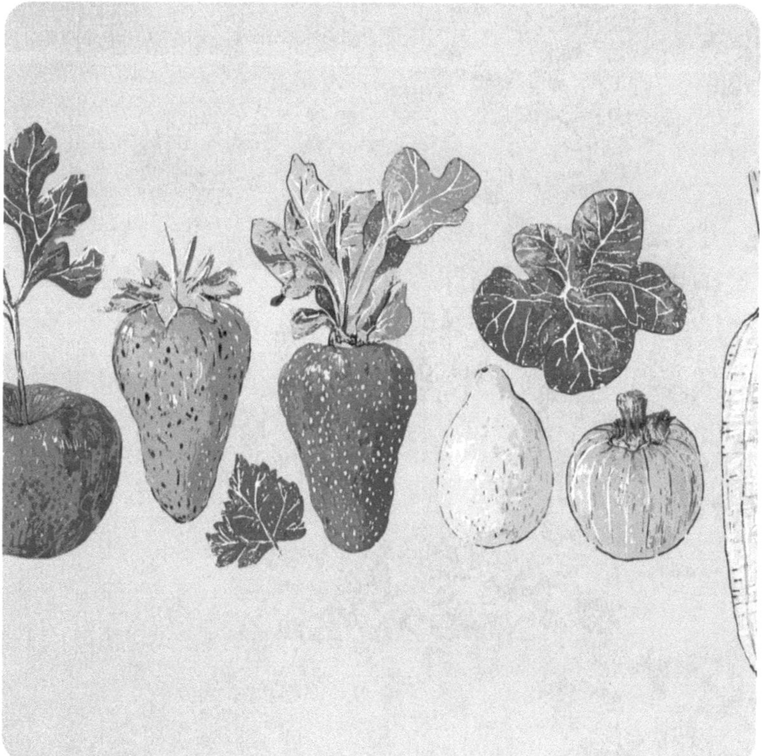

3. 1 Esercizi che attivano il metabolismo

Un metabolismo attivo è centrale per la regolazione del peso e il benessere generale. L'attività fisica gioca un ruolo decisivo. Questo capitolo presenta diverse forme di esercizio che attivano specificamente il metabolismo e promuovono sia la combustione dei grassi che la forma fisica generale. Vengono esaminati i rispettivi vantaggi, l'esecuzione ottimale e le possibili sfide. L'allenamento di resistenza, di forza e di flessibilità si completano a vicenda e insieme formano un programma di movimento efficace. La giusta combinazione di queste forme di allenamento consente di stimolare il metabolismo, costruire muscoli e migliorare la flessibilità. Scoprite ora come attivare naturalmente il vostro metabolismo e raggiungere i vostri obiettivi di fitness con il giusto programma di allenamento.

La combinazione di allenamento di resistenza e di forza con esercizi di flessibilità massimizza l'attivazione del metabolismo, promuove la combustione dei grassi e migliora la forma fisica e la salute generale.

Unità di resistenza

Le unità di resistenza favoriscono la combustione dei grassi e aumentano la forma fisica generale. Contribuiscono al miglioramento della salute cardiovascolare e aumentano la capacità di resistenza. Attraverso un allenamento regolare, il metabolismo viene stimolato, anche a riposo. Questo effetto ha un impatto positivo sulla regolazione del peso, poiché il corpo consuma più energia. L'intensità delle unità di resistenza influisce sulle fonti di energia che il corpo utilizza principalmente. A bassa intensità, il corpo brucia principalmente grassi, mentre a intensità più alta i carboidrati giocano un ruolo maggiore. Un orologio cardiaco può aiutare a trovare l'area ottimale per la combustione dei grassi. Per attivare efficacemente il metabolismo, le unità di resistenza dovrebbero essere eseguite per un periodo prolungato. Brevi sforzi intensi sono anch'essi efficaci per la forma fisica, ma per una combustione ottimale dei grassi e un'attivazione del metabolismo, sono raccomandate unità più lunghe di almeno 30-45 minuti. La durata può essere adattata in base al livello di forma fisica individuale. I principianti dovrebbero iniziare con unità più brevi e aumentare gradualmente la durata. Gli avanzati possono aumentare la durata e l'intensità delle unità. Oltre alla durata, anche il tipo di unità di resistenza gioca un ruolo. Attività adatte sono, ad esempio, corsa, nuoto, ciclismo o camminata veloce. È importante scegliere un'attività che piaccia e che si integri bene nella vita quotidiana. In questo modo, la motivazione può essere mantenuta a lungo termine. Variare le unità di allenamento evita anche un plateau e promuove il progresso dell'allenamento. Chi corre regolarmente potrebbe, ad esempio, sostituire un'unità con il nuoto o fare un giro in bicicletta. L'integrazione delle unità di resistenza nella vita quotidiana richiede pianificazione e disciplina. Attività quotidiane come salire le scale invece di prendere l'ascensore o andare a piedi al supermercato offrono ulteriori opportunità per stimolare il metabolismo e bruciare più calorie. Questi piccoli cambiamenti nella vita quotidiana si sommano e contribuiscono a lungo termine al miglioramento della forma fisica e della regolazione del peso. Chi percorre il tragitto per lavoro in bicicletta non solo risparmia tempo in palestra, ma fa anche qualcosa per la propria salute e per l'ambiente. Oltre alla combustione dei grassi e all'attivazione del metabolismo, le unità di resistenza offrono una serie di ulteriori benefici per la salute. Rafforzano il sistema cardiovascolare, migliorano la funzione polmonare e riducono il rischio di malattie croniche come diabete di tipo 2, ipertensione e alcuni tipi di cancro. L'allenamento di resistenza regolare ha un effetto positivo sul sistema immunitario, migliora la qualità del sonno e promuove la gestione dello stress. Lo sport di resistenza contribuisce anche a migliorare l'umore e può alleviare stati depressivi. Per un effetto ottimale, le unità di resistenza dovrebbero essere integrate regolarmente nel piano settimanale. Ideali sono tre a cinque unità a settimana. La distribuzione delle unità durante la settimana può essere adattata individualmente. È importante ascoltare il proprio corpo e pianificare giorni di riposo per evitare il sovrallenamento. I segni di sovrallenamento possono includere affaticamento, disturbi del sonno, riduzione delle prestazioni o una maggiore suscettibilità alle infezioni. In tali casi, è consigliabile ridurre il carico di allenamento o prendersi una pausa. Oltre alla frequenza e alla durata delle unità di resistenza, è importante anche l'intensità corretta. Come regola generale: si dovrebbe essere in grado di conversare durante l'allenamento. La respirazione dovrebbe essere leggermente più veloce, ma non così tanto da rimanere senza fiato. All'inizio e alla fine di ogni unità dovrebbe essere inclusa una fase di riscaldamento e un cool-down per preparare il corpo allo sforzo e successivamente calmarsi. Un breve stretching dopo l'allenamento migliora la flessibilità e previene i dolori muscolari. La combinazione di unità di resistenza con allenamento di forza è particolarmente efficace per stimolare il metabolismo e migliorare la composizione corporea. L'allenamento di forza aumenta la massa muscolare, il che aumenta il metabolismo basale e quindi brucia più calorie anche a riposo. Due a tre unità di allenamento di forza a settimana, che coinvolgono tutti i principali

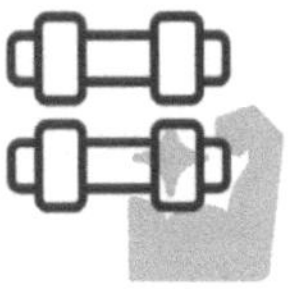

gruppi muscolari, sono raccomandate. Esercizi con il proprio peso corporeo, come flessioni, squat o affondi, sono un modo efficace per costruire forza senza necessità di attrezzature. Chi lavora in ufficio può utilizzare brevi pause per fare alcuni esercizi di stretching o prendere le scale invece dell'ascensore. L'alimentazione gioca un ruolo importante per il successo della dieta metabolica. Una dieta equilibrata con molta frutta, verdura, cereali integrali, proteine magre e grassi sani fornisce al corpo i nutrienti necessari e supporta il metabolismo. È importante anche bere a sufficienza per supportare in modo ottimale i processi metabolici. Acqua, tè non zuccherato o succhi diluiti sono le migliori bevande dissetanti. Le bevande zuccherate dovrebbero essere evitate, poiché possono influenzare negativamente il metabolismo. Chi ha ancora fame dopo il lavoro può consumare uno spuntino leggero e ricco di proteine, come uno yogurt naturale con noci e frutti di bosco, per prevenire attacchi di fame. Uno stile di vita sano con movimento regolare e alimentazione equilibrata è la chiave per un metabolismo attivo e un benessere a lungo termine. Le unità di resistenza costituiscono una base importante per aumentare la forma fisica, promuovere la combustione dei grassi e migliorare la salute. Integrando le unità di resistenza nella vita quotidiana, insieme a un'alimentazione consapevole, si possono ottenere successi sostenibili.

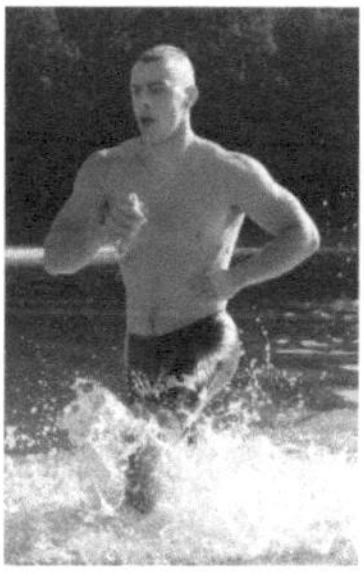

Flessibilità [i28]

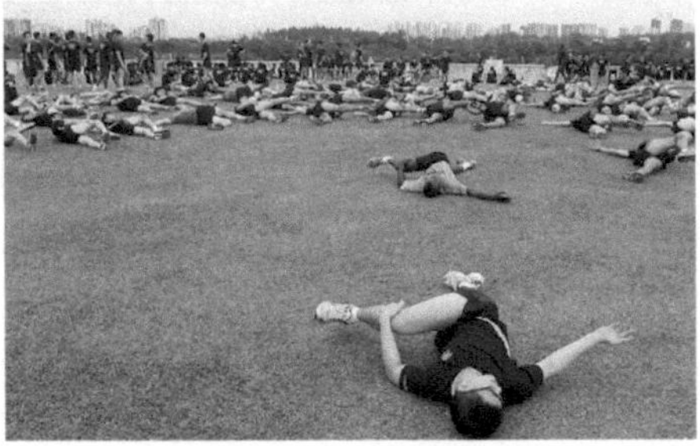

Defaticamento [i29]

Utile sapere

Cool-Down

La fase di raffreddamento dopo l'allenamento, che riporta lentamente il corpo allo stato di riposo. Un cool-down aiuta a prevenire i dolori muscolari e promuove il recupero dopo lo sport nell'ambito della dieta metabolica.

Flessibilità

La mobilità delle articolazioni e dei muscoli. Lo stretching regolare migliora la flessibilità e previene infortuni, il che è particolarmente importante in una dieta metabolica con un'attività fisica aumentata.

Ipertensione

Pressione sanguigna cronica elevata che aumenta il rischio di malattie cardiovascolari. L'allenamento di resistenza può aiutare a ridurre la pressione sanguigna e quindi supportare gli effetti positivi della dieta metabolica.

Metabolismo basale

La quantità di energia di cui il corpo ha bisogno a riposo. L'allenamento di forza aumenta il metabolismo basale attraverso l'aumento della massa muscolare, il che supporta il successo di una dieta metabolica, poiché vengono bruciate più calorie.

Cardiovascolare

Si riferisce al cuore e ai vasi sanguigni. Una migliore salute cardiovascolare attraverso lo sport di resistenza riduce il rischio di malattie cardiache e ictus nell'ambito di una dieta metabolica.

Frequenza cardiaca e combustione dei grassi durante l'esercizio

Correlazione tra frequenza cardiaca e combustione dei grassi durante varie intensità di esercizio.

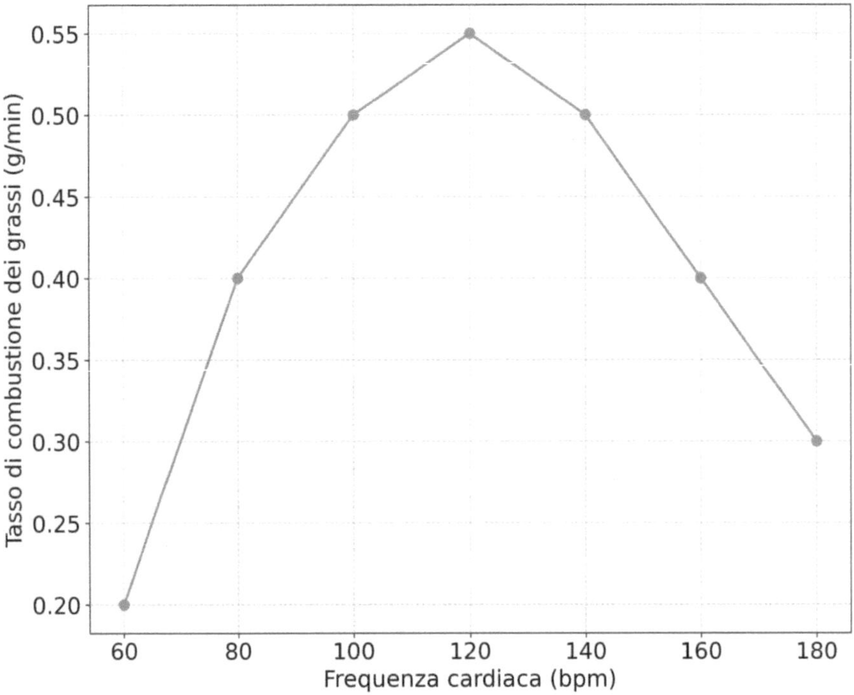

Il grafico mostra che la combustione dei grassi è massimizzata a intensità di esercizio moderate. Mentre intensità più elevate bruciano più calorie in generale, la percentuale di grasso bruciato diminuisce man mano che il corpo si affida maggiormente ai carboidrati per l'energia. Ciò sottolinea l'importanza di incorporare allenamenti a intensità moderata per una perdita di grasso ottimale.

Allenamento della forza

L'allenamento della forza sollecita i muscoli attraverso resistenze mirate e stimola così la loro crescita e rinforzo. Questo processo, noto come iperplasia muscolare, aumenta il consumo calorico non solo durante l'allenamento, ma anche durante le fasi di riposo. Infatti, una maggiore massa muscolare significa un metabolismo basale più elevato: il corpo brucia quindi più energia anche a riposo. [s38] Oltre all'effetto positivo sul metabolismo e sulla composizione corporea, l'allenamento della forza migliora anche la densità ossea, il che è particolarmente rilevante per le donne, poiché in età avanzata sono più frequentemente colpite da osteoporosi. [s39] Inoltre, l'allenamento regolare con pesi o con il proprio peso corporeo rinforza articolazioni e legamenti, prevenendo così infortuni nella vita quotidiana. L'integrazione dell'allenamento della forza in un programma di esercizio dovrebbe essere ben pianificata. Due o tre sessioni a settimana, che coinvolgono tutti i principali gruppi muscolari – gambe, schiena, petto, spalle, braccia e addome – sono sufficienti. I principianti dovrebbero iniziare con pesi più leggeri o con il proprio peso corporeo e aumentare gradualmente il carico. È importante eseguire correttamente gli esercizi per evitare infortuni. Chi è insicuro può farsi guidare da un allenatore in palestra. Ad esempio,

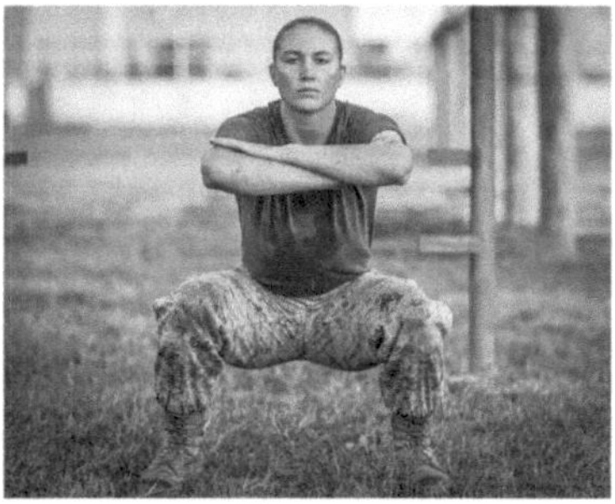

Squat [i30]

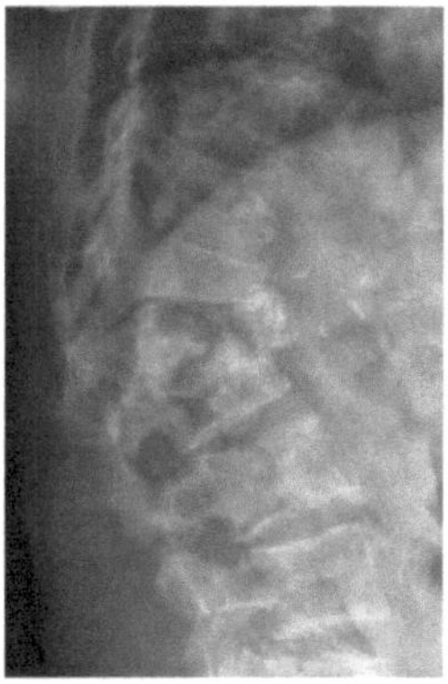

Osteoporosi [i31]

durante gli squat, è fondamentale mantenere la schiena dritta e assicurarsi che le ginocchia non superino le punte dei piedi. Per la costruzione muscolare non è solo l'allenamento stesso a essere decisivo, ma anche il recupero. I muscoli necessitano di tempo per riprendersi e crescere dopo lo sforzo. Un sonno adeguato e una dieta ricca di proteine supportano questo processo. Anche l'assunzione di farmaci può influenzare l'efficacia dell'allenamento della forza. Ad esempio, un'attività fisica intensa può ridurre la motilità gastrica e ritardare l'assorbimento di alcuni farmaci. [s40] Chi assume regolarmente farmaci dovrebbe quindi consultare il proprio medico per discutere possibili interazioni con l'allenamento. Si possono osservare anche reazioni ormonali all'allenamento della forza, come un aumento di testosterone e estradiolo. [s38] Queste reazioni possono variare a seconda del sesso, dell'intensità dell'allenamento e di altri fattori individuali. Ad esempio, nelle donne, sia i livelli di testosterone libero che quelli totali possono aumentare dopo una sessione di allenamento della forza. [s38] Tuttavia, gli effetti a lungo termine sul bilancio ormonale non sono ancora stati ampiamente studiati. L'allenamento della forza può quindi avere molteplici effetti sul corpo, che vanno oltre la semplice costruzione muscolare.

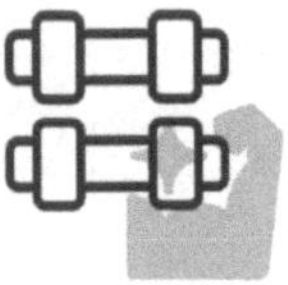

Iperplasia muscolare

L'iperplasia muscolare è la crescita del tessuto muscolare attraverso l'aumento del volume delle singole fibre muscolari. Viene stimolata da un allenamento della forza regolare e contribuisce a un aumento del consumo calorico, il che può supportare la perdita di grasso durante una cura del metabolismo.

Motilità gastrica

La motilità gastrica descrive il movimento dello stomaco che trasporta il cibo attraverso il tratto digestivo. Un allenamento intenso può rallentare questo movimento e influenzare l'assorbimento di nutrienti importanti per il successo di una cura del metabolismo.

Osteoporosi

L'osteoporosi è una malattia che indebolisce le ossa e le rende più suscettibili a fratture. L'allenamento della forza può aiutare a migliorare la densità ossea e ridurre il rischio di osteoporosi, il che è particolarmente importante per mantenere la salute fisica durante una cura del metabolismo.

Testosterone

Il testosterone è un ormone presente sia negli uomini che nelle donne e gioca un ruolo importante nella costruzione muscolare e nella combustione dei grassi. L'allenamento della forza può aumentare i livelli di testosterone, il che può influenzare positivamente il successo di una cura del metabolismo senza HCG.

Attivazione metabolica degli esercizi di allenamento della forza

Confronto del dispendio calorico durante vari esercizi

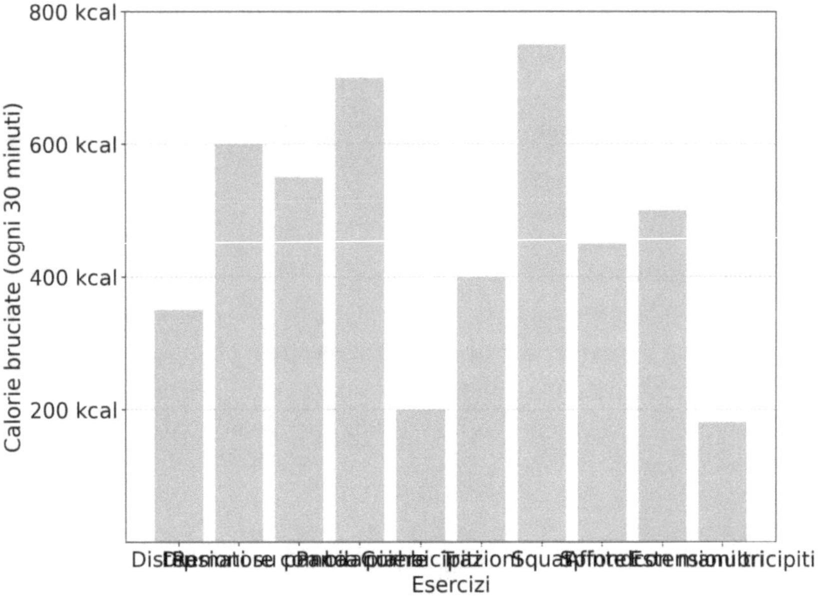

Affondi: Affondi

Curl: Curl bicipiti

Dip: Dip

Distensioni su panca: Distensioni su panca

Estensioni tricipiti: Estensioni tricipiti

Panca piana: Panca piana

Rematore con bilanciere: Rematore con bilanciere

Spinte con manubri: Spinte con manubri

Squat: Squat

Trazioni: Trazioni

I movimenti composti ad alta intensità come squat, stacchi da terra e distensioni su panca piana suscitano la maggiore risposta metabolica, bruciando più calorie sia durante che dopo l'allenamento. Esercizi di isolamento come i curl per bicipiti e le estensioni per tricipiti, sebbene utili per la crescita muscolare, hanno un impatto relativamente inferiore sull'attivazione metabolica. Ciò suggerisce di dare la priorità agli esercizi composti per massimizzare il dispendio calorico e la spinta metabolica durante un programma metabolico non HCG.

Esercizi di mobilità

Gli esercizi di mobilità mantengono e migliorano la funzionalità delle articolazioni e promuovono la flexibilitaet dei muscoli. Un'ampiezza di movimento illimitata facilita le attività quotidiane e previene infortuni, mantenendo muscoli, tendini e legamenti elastici. L'allenamento della mobilità può essere integrato nella vita quotidiana, ad esempio attraverso allungamenti regolari al mattino o prima di andare a letto. Gli esercizi di allungamento dinamico, in cui le articolazioni vengono mobilizzate attraverso il movimento – come cerchi con le braccia o oscillazioni delle gambe – sono particolarmente adatti come preparazione per attività sportive. L'allungamento statico, in cui una posizione di allungamento viene mantenuta per un certo periodo, è invece più efficace per migliorare la mobilità generale e dovrebbe idealmente essere eseguito dopo l'attività sportiva o nei giorni di riposo. Chi, ad esempio, trascorre molto tempo seduto, beneficia di regolari esercizi di allungamento per i flessori dell'anca e i muscoli pettorali, per contrastare le tensioni e migliorare la postura. Anche se il focus di una cura del metabolismo è sull'attivazione del metabolismo attraverso l'allenamento di resistenza e forza, l'allenamento della mobilità non dovrebbe essere trascurato, poiché aumenta le prestazioni e previene infortuni. Durante la gravidanza, gli esercizi di mobilità possono influenzare positivamente la funzionalità della placenta e contribuire così alla salute del bambino [s41]. Le donne in gravidanza dovrebbero però consultare il proprio medico per creare un programma di allenamento adeguato. Combinando diverse forme di allenamento – resistenza, forza e mobilità – si crea un programma di movimento olistico che promuove sia la forma fisica che il benessere generale. Un allenamento regolare, abbinato a una dieta equilibrata, supporta la regolazione del peso e contribuisce a uno stile di vita sano a lungo termine.

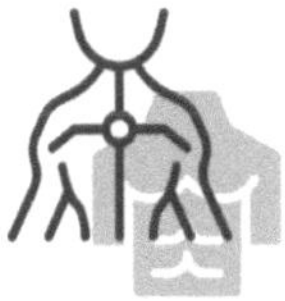

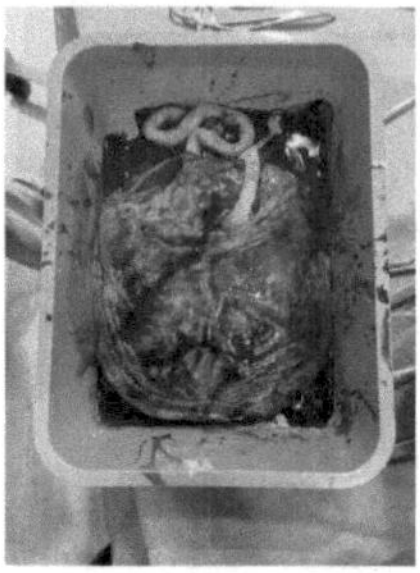

Placenta [i32]

Utile sapere

Allenamento della mobilità

L'allenamento della mobilità può aiutare a compensare le disfunzioni muscolari che possono influenzare negativamente il metabolismo. Un tono muscolare equilibrato supporta una postura e una funzionalità corporea ottimali.

Allungamento statico

L'allungamento statico regolare dopo l'allenamento può promuovere il rilassamento muscolare e accelerare il recupero, il che ha effetti positivi sul metabolismo.

Esercizi di allungamento dinamico

Gli esercizi di allungamento dinamico prima dell'allenamento preparano i muscoli in modo ottimale al carico e promuovono la circolazione sanguigna, aumentando l'efficacia dell'allenamento in termini di attivazione del metabolismo.

Intensità del movimento e attivazione metabolica

Confronto dell'effetto metabolico di diversi esercizi.

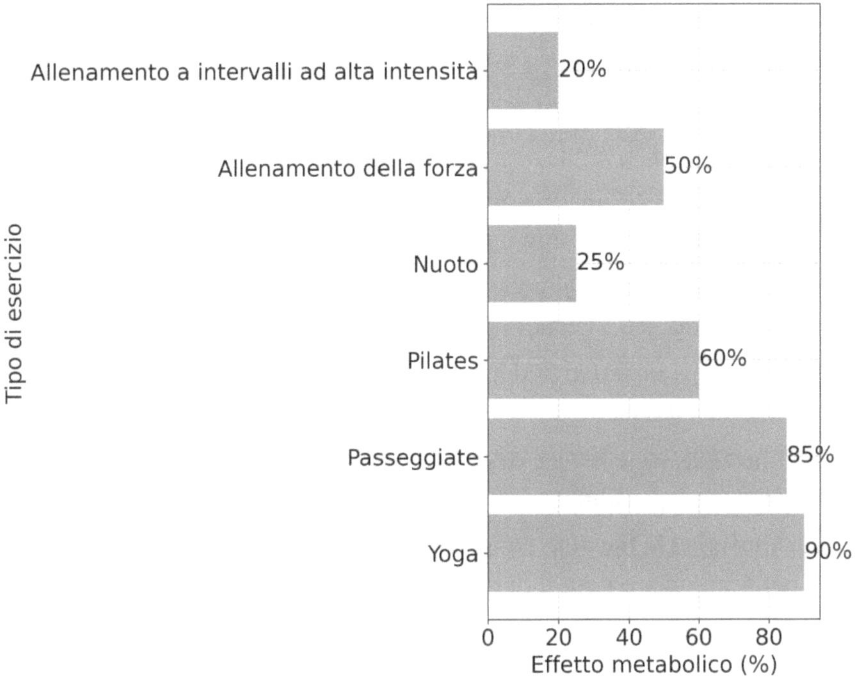

AAI: Allenamento a intervalli ad alta intensità

ADF: Allenamento della forza

NUA: Nuoto

PAS: Passeggiate

PIL: Pilates

YOG: Yoga

Il diagramma a barre orizzontali illustra l'influenza relativa di diverse forme di movimento sul metabolismo. Yoga e Pilates mostrano la minore influenza, mentre HIIT e l'allenamento della forza attivano maggiormente il metabolismo. Attività moderate come camminare e nuotare si trovano nella fascia media e offrono un approccio equilibrato.

Consigli concreti

- Trasforma il tuo tragitto in un mini allenamento e percorri tratti a piedi o in bicicletta.
- Utilizza la pausa pranzo per una passeggiata nel parco o per qualche corsa sulle scale dell'ufficio.
- Scendi un fermata prima dall'autobus o dal treno e percorri il resto del tragitto a piedi con passo veloce.
- Balla sulle tue canzoni preferite mentre svolgi le faccende domestiche per integrare il movimento nella tua routine quotidiana.
- Organizza passeggiate o escursioni regolari con amici o familiari.
- Fai la spesa nei dintorni a piedi o in bicicletta, invece di usare l'auto.
- Includi il giardinaggio o altre attività fisiche all'aperto nel tuo programma settimanale.
- Partecipa a un corso di danza o a uno sport che ti piace e che stimola il tuo metabolismo.
- Utilizza le scale invece degli ascensori e delle scale mobili, ogni volta che è possibile.
- Parcheggia la tua auto consapevolmente più lontano dalla tua meta, per accumulare minuti di camminata extra.
- Alzati in piedi durante le telefonate o mentre leggi e cammina per la stanza.
- Fai brevi pause di movimento regolarmente sul posto di lavoro, ad esempio esercizi di stretching o jumping jack.
- Incontra gli amici per attività sportive, invece di andare a prendere un caffè.

3. 2 Intensità dell'allenamento

L'intensità di allenamento corretta è fondamentale per il successo della vostra cura del metabolismo senza HCG. Essa influisce sia sulla combustione dei grassi che sulla vostra salute generale. Un carico eccessivo porta a sovrallenamento e rischio di infortuni, mentre un'intensità troppo bassa minimizza l'effetto dell'allenamento. La sfida consiste nel trovare il giusto equilibrio tra sforzo e recupero. Fattori come la vostra forma fisica attuale, eventuali patologie pregresse e i vostri obiettivi personali giocano un ruolo importante nella creazione del vostro piano di allenamento. Il rispetto di questo piano è cruciale per il successo. Scoprite come gestire al meglio l'intensità del vostro allenamento e raggiungere efficacemente i vostri obiettivi.

L'intensità di allenamento ottimale si trova nel punto dolce individuale tra un carico impegnativo e una tolleranza sicura.

Controllo del carico

Il controllo del carico nell'ambito di una dieta metabolica senza HCG richiede una pianificazione attenta e un adattamento alle esigenze individuali. Un programma ben strutturato, ad esempio con allenamento ad alta intensità con resistenza (HIT-RT), può già ottenere effetti positivi sui fattori di rischio cardiometabolici con due sessioni settimanali di 35-50 minuti [s42]. In questo contesto, l'intensità dell'allenamento è cruciale: un'alta intensità ha effetti più favorevoli sui parametri cardiometabolici rispetto a un'intensità inferiore [s42]. Il monitoraggio e la guida durante l'allenamento sono importanti per garantire sicurezza ed efficacia [s42]. Un piano di allenamento dovrebbe considerare i seguenti aspetti: la forma fisica attuale, eventuali patologie preesistenti e gli obiettivi personali. L'aderenza, ovvero il rispetto del piano di allenamento, è fondamentale per il successo. Studi dimostrano che l'aderenza può diminuire nel corso di un intervento e che fattori come la mancanza di tempo o la paura di infortuni influenzano la partecipazione all'allenamento [s43]. Per contrastare ciò, è utile stabilire obiettivi realistici, integrare l'allenamento nella vita quotidiana e, se necessario, richiedere supporto professionale. Anche la scelta del metodo di allenamento può influenzare l'aderenza. Ad esempio, l'allenamento ad alta intensità a intervalli (HIIT) e allenamento aerobico e di resistenza in circuito (CAET) mostrano modelli di aderenza diversi [s43]. La combinazione di HIT-RT con un apporto proteico moderato può, in particolare per le persone anziane, essere vantaggiosa per soddisfare il fabbisogno proteico aumentato [s42]. Pertanto, il corretto controllo del carico è un processo dinamico che richiede costante adattamento e auto-riflessione per garantire successi a lungo termine nell'allenamento e mantenere la motivazione.

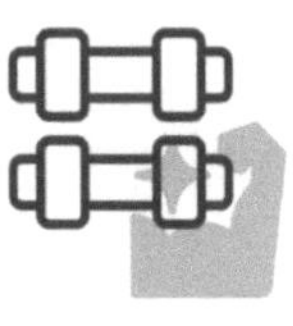

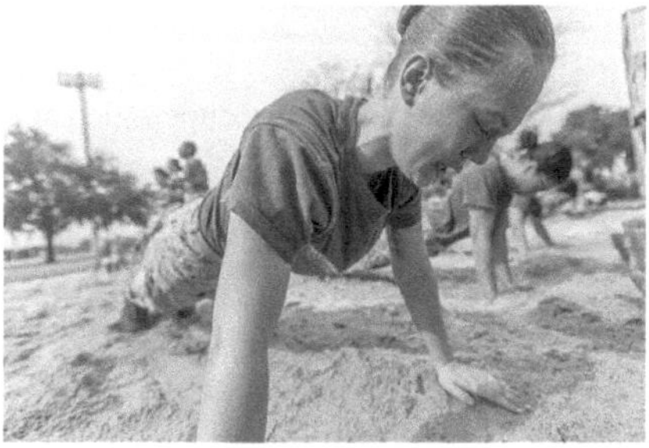

Allenamento a intervalli ad alta intensità (HIIT) [i33]

Utile sapere

Allenamento ad Alta Intensità con Resistenza (HIT-RT)
Un metodo di allenamento che combina brevi esercizi di forza ad alta intensità con brevi fasi di recupero. Questo metodo è efficace per aumentare la forza muscolare e stimolare il metabolismo, il che può essere particolarmente vantaggioso durante una dieta metabolica senza HCG.

Allenamento Aerobico e di Resistenza in Circuito (CAET)
Combina allenamento di resistenza e di forza in un circuito. Questo metodo può migliorare sia la resistenza che la forza muscolare ed è quindi una buona opzione per una dieta metabolica.

Gestione del carico nelle diete metaboliche (senza HCG)

Visualizzazione dell'intensità, della durata e del recupero dell'allenamento per la gestione del carico nelle diete metaboliche.

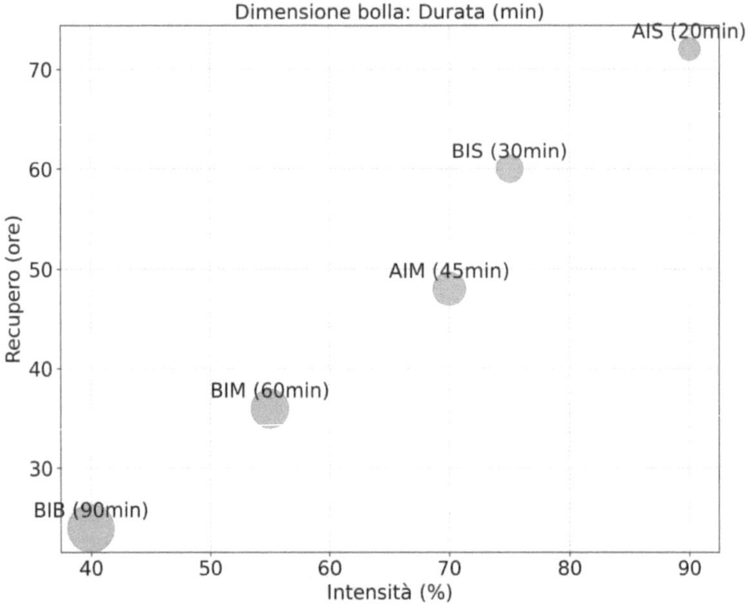

Blasengröße: Durata (min)

AIM: Alta Intensità Media

AIS: Alta Intensità Breve

BIB: Bassa Intensità Lunga

BIM: Media Intensità Lunga

BIS: Media Intensità Breve

Il grafico evidenzia l'interazione tra intensità dell'allenamento, durata e recupero. Durate più lunghe a intensità inferiori richiedono generalmente meno tempo di recupero, mentre allenamenti brevi e ad alta intensità richiedono periodi di recupero più lunghi. Bilanciare questi fattori è fondamentale per ottimizzare gli adattamenti dell'allenamento e prevenire il sovrallenamento nel contesto di una dieta metabolica.

Fasi di rigenerazione

Le fasi di rigenerazione sono essenziali per il successo dell'allenamento e per evitare il sovrallenamento. La rigenerazione attiva, come programmata in alcuni protocolli di allenamento ogni quattro settimane [s44], favorisce il recupero migliorando la circolazione sanguigna nei muscoli e accelerando l'eliminazione dei prodotti metabolici. Attività leggere come passeggiate, yoga o nuoto sono particolarmente adatte a questo scopo. Una passeggiata di 30 minuti nei giorni di riposo dall'allenamento può supportare la rigenerazione e migliorare al contempo la forma fisica generale. L'integrazione di movimenti esplosivi nella fase concentrica dell'allenamento, come praticato in alcuni studi [s44], può aumentare l'intensità dell'allenamento e fornire nuovi stimoli. Tuttavia, ciò dovrebbe avvenire solo per atleti avanzati e sotto la guida di professionisti, per minimizzare il rischio di infortuni. Oltre alla rigenerazione attiva, anche la rigenerazione passiva gioca un ruolo importante. Un sonno adeguato di sette-nove ore per notte e una

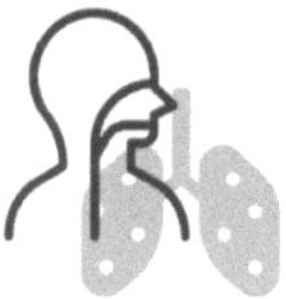

dieta equilibrata supportano il recupero fisico. La riduzione dell'attività fisica intensa 48 ore prima delle valutazioni delle prestazioni, come richiesto in alcuni studi [s44], serve a garantire un recupero completo dei muscoli e a consentire risultati ottimali nei test. Ciò dimostra che le fasi di rigenerazione devono essere adattate individualmente e dovrebbero essere parte integrante di ogni piano di allenamento, per ottenere progressi a lungo termine e prevenire il sovraccarico.

Utile sapere

Fasi di rigenerazione

Durante una cura del metabolismo senza HCG, le fasi di rigenerazione sono importanti per dare al corpo la possibilità di adattarsi alla situazione metabolica cambiata e per evitare la perdita muscolare. Un'adeguata rigenerazione supporta la combustione dei grassi e il mantenimento della massa muscolare.

Protocolli di allenamento

I protocolli di allenamento dovrebbero essere adattati alle esigenze individuali e allo stato attuale del metabolismo durante una cura del metabolismo senza HCG. La considerazione delle fasi di rigenerazione è fondamentale per il successo della cura.

Rigenerazione passiva

La rigenerazione passiva è importante per dare al corpo la possibilità di recuperare e ottimizzare i processi metabolici. Un sonno adeguato e una dieta equilibrata sono essenziali per una cura del metabolismo di successo.

Valutazioni delle prestazioni

Le valutazioni delle prestazioni dovrebbero essere adattate durante una cura del metabolismo senza HCG, per non sovraccaricare il corpo. I risultati delle valutazioni possono fornire informazioni sullo stato attuale del metabolismo e sull'intensità dell'allenamento.

Recupero del metabolismo basale

Recupero del metabolismo basale dopo una dieta ipocalorica (VLCD).

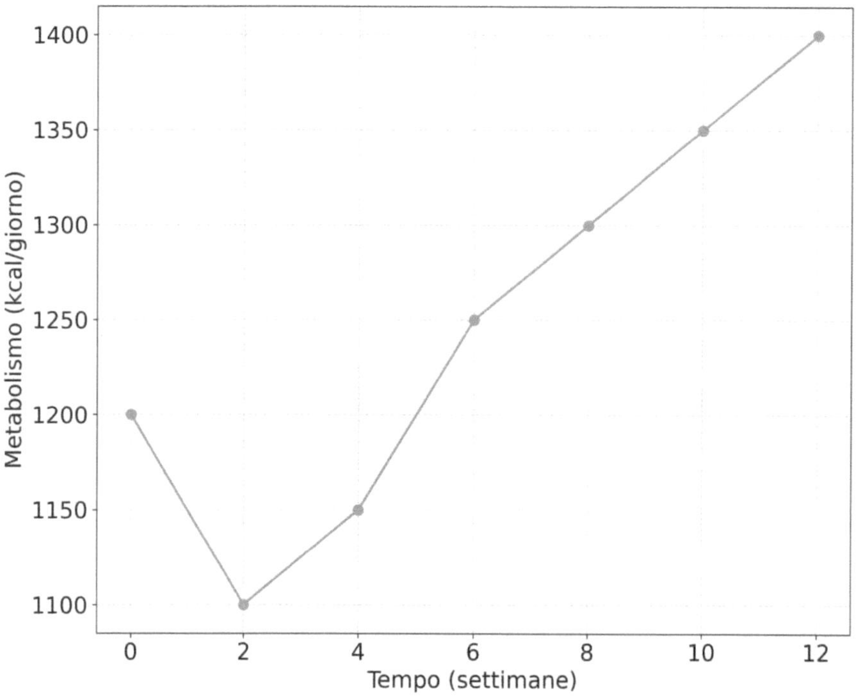

Questo grafico illustra il tipico recupero del metabolismo basale in seguito a una dieta VLCD senza HCG. Il calo iniziale rappresenta il rallentamento metabolico spesso sperimentato durante la restrizione calorica. Il successivo aumento graduale mostra il ritorno del metabolismo basale verso i livelli iniziali, sebbene il recupero completo possa richiedere tempo e variare individualmente in base a fattori come l'aderenza alla dieta, l'esercizio fisico e il metabolismo individuale.

Aumento delle prestazioni

L'aumento delle prestazioni all'interno di una dieta metabolica senza HCG si basa sul giusto equilibrio tra carico e recupero. Oltre agli aspetti già menzionati della rigenerazione e del controllo del carico, l'adattamento individuale del piano di allenamento gioca un ruolo cruciale nel progresso. Mentre l'allenamento ad alta intensità intervallato (HIIT) può migliorare efficacemente la forma fisica cardiovascolare nei giovani [s45], i pazienti pediatrici affetti da cancro traggono beneficio da esercizi di forza regolari per mantenere e migliorare le loro prestazioni motorie e la forza muscolare [s46]. Questi esempi evidenziano quanto sia importante una progettazione dell'allenamento adattata allo stato di salute individuale e alla capacità fisica. L'intensità dovrebbe essere scelta in modo tale da essere impegnativa, ma allo stesso tempo sicura e tollerabile. Un'intensità troppo alta può portare a sovraccarico e infortuni, mentre un'intensità troppo bassa minimizza l'effetto dell'allenamento. Come dimostrato nei pazienti oncologici, un adattamento individualizzato del carico può influenzare positivamente le prestazioni senza causare effetti collaterali gravi [s46]. Anche la scelta del metodo di allenamento può essere adattata alle esigenze individuali. Sia l'allenamento continuo che l'allenamento intervallato producono miglioramenti comparabili nella capacità di allenamento e nella qualità della vita legata alla salute [s47]. Pertanto, può essere scelta la metodologia preferita per promuovere la motivazione e l'aderenza a lungo termine al piano di allenamento. Un diario di allenamento, in cui vengono documentati l'intensità dell'allenamento, la durata e la percezione soggettiva, può aiutare a trovare il carico ottimale e ad adattare continuamente il piano di allenamento ai progressi individuali. In questo modo, si può massimizzare l'aumento delle prestazioni e allo stesso tempo minimizzare il rischio di sovrallenamento.

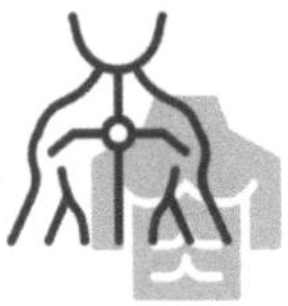

Allenamento Continuo

Si riferisce a un carico di allenamento uniforme su un periodo prolungato, ad esempio correre a velocità costante. Questa forma di allenamento può attivare delicatamente il metabolismo e stimolare la combustione dei grassi, il che è rilevante per una dieta metabolica senza HCG.

Allenamento Intervallato

Metodo di allenamento caratterizzato dall'alternanza tra fasi di carico ad alta intensità e fasi di recupero. Questo tipo di allenamento può stimolare efficacemente il metabolismo e promuovere la combustione dei grassi, il che è particolarmente vantaggioso in una dieta metabolica senza HCG.

Distribuzione dell'intensità dell'allenamento

Ripartizione dell'intensità dell'allenamento per il miglioramento metabolico.

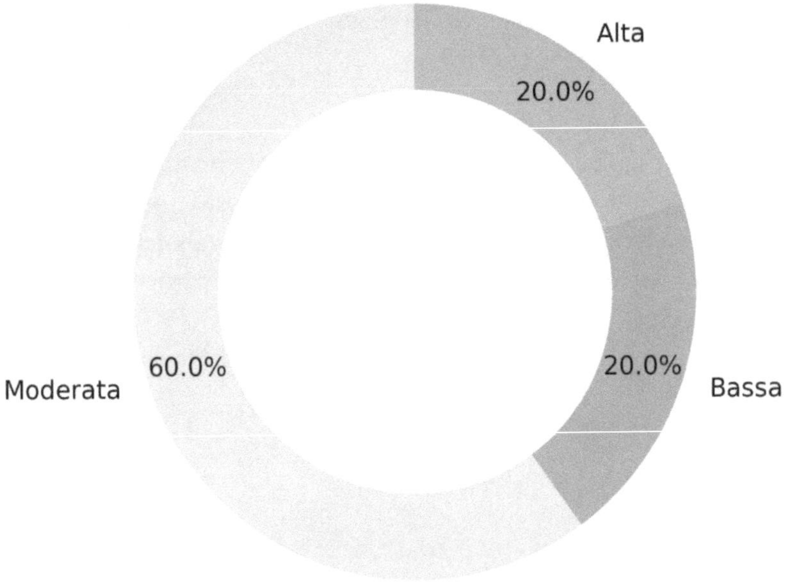

- ALT: Alta intensità (ad es. HIIT, Sprint)
- BAS: Bassa intensità (ad es. camminata, yoga)
- MOD: Intensità moderata (ad es. camminata veloce, ciclismo)

Il grafico visualizza la distribuzione dell'intensità dell'allenamento concentrandosi su allenamenti a bassa, moderata e alta intensità. Una parte significativa dedicata all'intensità moderata suggerisce un approccio equilibrato per ottimizzare la funzione metabolica senza stress eccessivo, mentre l'inclusione di sessioni ad alta e bassa intensità contribuisce al miglioramento generale della forma fisica e al recupero.

Consigli concreti

- Durante l'allenamento, ascolta il tuo corpo e regola l'intensità in base alla tua forma fisica del giorno.
- Cambia l'intensità dell'allenamento all'interno di una sessione attraverso variazioni di ritmo o modifiche nell'esecuzione degli esercizi.
- Utilizza il tuo programma di movimento come un campo di sperimentazione: esplora i tuoi limiti con cautela e trova la tua intensità di benessere personale.
- Aumenta l'intensità non in modo lineare, ma a onde: dopo una fase intensa, segua una fase di recupero moderato.
- Stabilisci obiettivi intermedi per la tua intensità di allenamento e premiati per i miglioramenti raggiunti.
- Visualizza il tuo programma di movimento prima dell'allenamento e preparati mentalmente all'intensità desiderata.
- Allenati insieme a un partner e motivatevi a vicenda a raggiungere prestazioni più elevate, senza esagerare.
- Usa la musica per controllare l'intensità del tuo allenamento e muoverti in modo ritmico.
- Varia l'ambiente di allenamento: allenati a volte dentro, a volte fuori, per stimoli nuovi.
- Integra elementi ludici nel tuo programma di movimento per promuovere la motivazione e il piacere di muoversi.
- Rifletti dopo ogni sessione di allenamento sulla tua intensità e annota le tue sensazioni soggettive per monitorare i tuoi progressi a lungo termine.
- Fai attenzione ai segnali del tuo corpo e riduci l'intensità in caso di dolore o disagio.
- Trova la tua melodia di movimento personale: a volte un movimento delicato è più intenso di un allenamento vigoroso.

3. 3 Attività quotidiane

Integrare il movimento nella vita quotidiana è essenziale per un metabolismo di successo e una combustione dei grassi sostenibile. Tuttavia, questo presenta molte sfide: come trovare tempo per l'attività fisica accanto al lavoro, alla famiglia e ad altri impegni? Come stabilire abitudini nuove in modo duraturo e superare la pigrizia? Questo capitolo ti mostrerà come ottenere grandi risultati con piccoli ma efficaci cambiamenti nella vita quotidiana. Scopri strategie semplici per integrare il movimento senza sforzo nella tua routine quotidiana e supportare al meglio il tuo programma di metabolismo.

Un aumento sostenibile dell'attività fisica nella vita quotidiana si ottiene attraverso la modifica graduale delle abitudini esistenti e l'integrazione di piccole, ma regolari attività, combinate con una gestione efficace dello stress.

Routine di movimento

Le routine di movimento si stabiliscono non da un giorno all'altro. Sviluppare abitudini stabili richiede tempo ed è individuale diverso [s48]. Invece di stravolgere completamente la vita dall'oggi al domani, è più sensato introdurre cambiamenti graduali e avere aspettative realistiche [s48]. Le routine sane dovrebbero svolgersi in modo il più automatizzato possibile e richiedere poche decisioni consapevoli [s48]. Un supporto nella pianificazione può facilitare la creazione di tali routine [s48]. Si potrebbero, ad esempio, bloccare orari fissi per attività sportive nel calendario, proprio come si farebbe per appuntamenti di lavoro. A lungo termine, l'obiettivo è integrare il movimento nella vita quotidiana [s49]. Questo non deve necessariamente significare andare in palestra ogni giorno. Anche piccoli aggiustamenti nella routine quotidiana possono fare una grande differenza. Chi utilizza le scale invece dell'ascensore o percorre brevi distanze a piedi o in bicicletta integra il movimento quasi senza accorgersene nella vita quotidiana [s49]. È importante essere creativi e sviluppare strategie per mantenere la routine anche in caso di imprevisti [s49]. Se, ad esempio, si deve rinunciare a una corsa programmata a causa del maltempo, si potrebbe invece fare un breve allenamento a casa. Oltre all'integrazione del movimento nella vita quotidiana, è consigliabile includere intenzionalmente diversi tipi di allenamento nella routine di movimento [s50]. L'allenamento di resistenza, come la corsa o il nuoto, rafforza il cuore, i polmoni e la circolazione, aumentando la capacità di prestazione nella vita quotidiana [s50]. L'allenamento di forza promuove la costruzione muscolare, il che non solo mantiene la forza fisica, ma anche la indipendenza in età avanzata [s50]. L'allenamento di equilibrio – come lo yoga o il tai chi – previene le cadute, un aspetto importante soprattutto per le persone anziane [s50]. Infine, lo stretching regolare migliora la flexibilitaet e facilita i movimenti quotidiani [s50]. Una

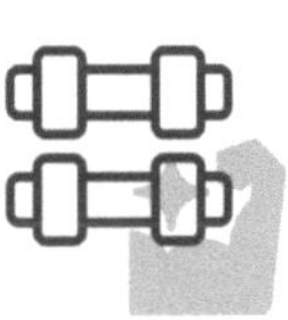

combinazione di questi quattro tipi di esercizi – resistenza, forza, equilibrio e flessibilità – garantisce un effetto ottimale dell'allenamento e contribuisce a lungo termine alla salute [s50]. Pianificare attività insieme ad altri e stabilire obiettivi comuni può aumentare la motivazione e consolidare la routine [s49].

Distribuzione giornaliera delle attività (senza HCG)

Ripartizione delle attività quotidiane che influiscono sul metabolismo.

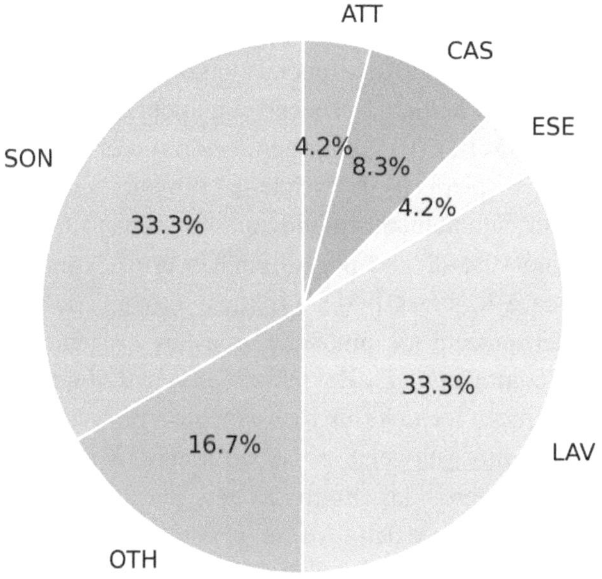

ATT: Attività varie (mangiare, rilassarsi)

CAS: Lavori domestici/Faccende

ESE: Esercizio fisico

LAV: Lavoro (sedentario)

SON: Dormire

TRA: Spostamenti attivi/Commissioni

Questo grafico evidenzia l'importanza di incorporare varie attività durante il giorno per aumentare il metabolismo. Una parte significativa della giornata viene trascorsa dormendo, sottolineando la necessità di un riposo di qualità. Mentre l'esercizio dedicato è fondamentale, incorporare più movimento nelle attività di routine come i lavori domestici e gli spostamenti attivi può contribuire in modo significativo alla salute metabolica generale. Ridurre al minimo il tempo sedentario è fondamentale per massimizzare i benefici metabolici.

Aumento dell'attività

L'aumento dell'attività quotidiana ha un effetto positivo sul metabolismo e supporta la combustione dei grassi. Per aumentare questa attività in modo duraturo, si possono adottare diversi approcci. Un aspetto importante è l'adattamento graduale del livello di movimento abituale. Invece di introdurre radicalmente nuove e intense sessioni di allenamento, è più efficace modificare le abitudini esistenti e aumentare il movimento nella vita quotidiana [s51]. Chi guida ogni giorno per andare al lavoro potrebbe andare a piedi o in bicicletta, almeno alcuni giorni della settimana. Questi cambiamenti quotidiani si sommano e contribuiscono, nel tempo, a uno stile di vita più attivo. Un altro fattore che influisce sull'attività fisica è lo stress [s51]. Lo stress cronico può portare a una diminuzione del piacere di muoversi e a un aumento delle attività sedentarie. Per contrastare ciò, dovrebbero essere sviluppate strategie di gestione dello stress. Tecniche di rilassamento come la meditazione, lo yoga o l'allenamento autogeno possono aiutare a ridurre lo stress e quindi a promuovere la motivazione per il movimento. La combinazione di gestione dello stress e aumento dell'attività fisica è particolarmente efficace, poiché l'attività fisica stessa può ridurre lo stress. Una passeggiata nel verde o un leggero jogging dopo una giornata di lavoro stressante possono, ad esempio, aiutare a sciogliere le tensioni e a ricaricare le energie. Oltre all'aumento del movimento quotidiano e alla gestione dello stress, la progettazione del proprio ambiente gioca un ruolo importante. Un ambiente facilmente accessibile e attraente può aumentare la motivazione per il movimento. Chi vive vicino a un parco o a una palestra ha più facilità a rimanere attivo regolarmente. Anche la progettazione del posto di lavoro può avere un impatto. Una scrivania regolabile in altezza consente di alternare tra seduti e in piedi, attivando così i muscoli e favorendo la circolazione. Usare le scale invece dell'ascensore o fare una breve passeggiata durante la pausa pranzo sono ulteriori modi per integrare il movimento nella routine lavorativa. Per mantenere la motivazione a lungo termine, è utile documentare i progressi e fissare obiettivi realistici. Un fitness tracker o un'app possono aiutare a monitorare il numero di passi giornalieri, la distanza percorsa o il consumo calorico. Dare un'occhiata ai propri successi motiva e incoraggia a proseguire nel percorso intrapreso. È importante che gli obiettivi siano adattati individualmente e raggiungibili. Obiettivi troppo ambiziosi possono rapidamente portare a frustrazione e demotivazione. È meglio iniziare in piccolo e aumentare gradualmente l'intensità e la durata delle attività.

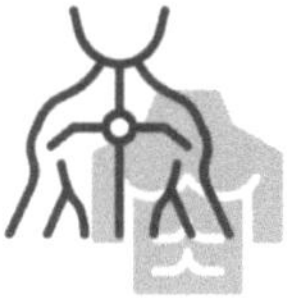

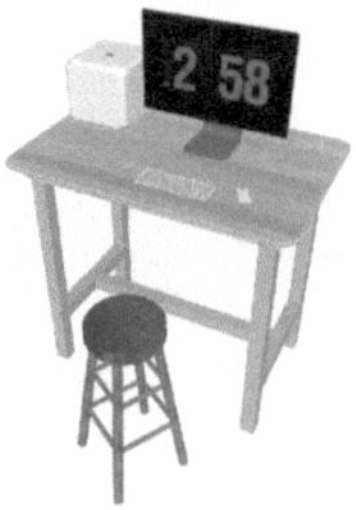

Scrivania regolabile in altezza [i34]

Utile sapere

Fitness tracker
Dispositivo elettronico che misura l'attività fisica e quindi promuove la motivazione ad aumentare il movimento quotidiano nell'ambito della dieta metabolica.

Allenamento autogeno
Tecnica di rilassamento che può aiutare, nell'ambito della dieta metabolica, a ridurre lo stress e quindi aumentare la disponibilità per più movimento nella vita quotidiana.

Stress cronico
Stato di stress persistente che può influenzare negativamente la motivazione per le attività quotidiane e quindi il successo della dieta metabolica.

Modificare
Cambiamenti nelle attività quotidiane esistenti per stimolare il metabolismo e supportare la combustione dei grassi nell'ambito della dieta metabolica di 30 giorni. Esempi includono usare le scale invece dell'ascensore o percorrere a piedi distanze maggiori.

Aumento dell'attività giornaliera

Illustra il tipico aumento di attività durante un programma metabolico di 30 giorni.

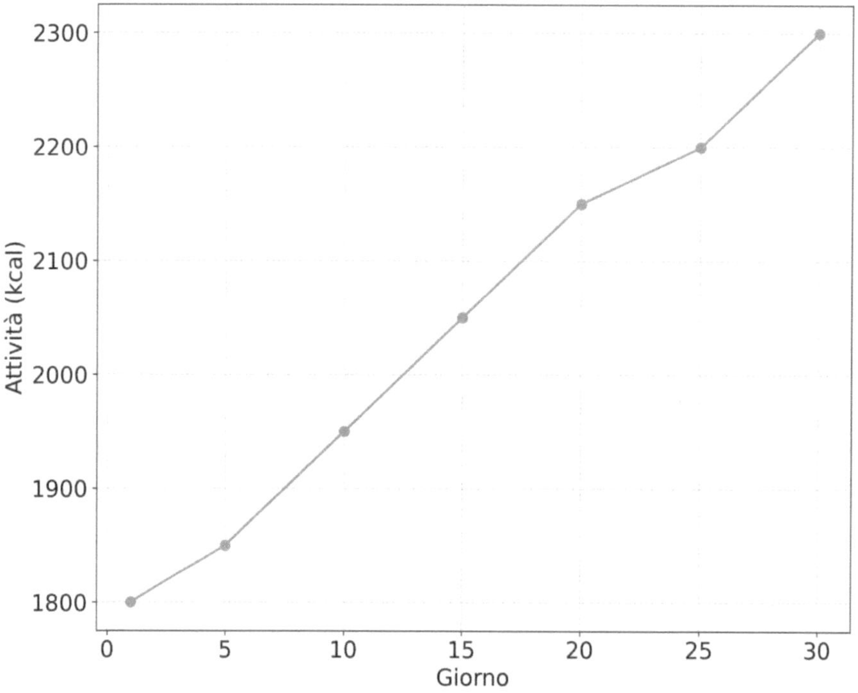

Questo grafico mostra un graduale aumento dei livelli di attività giornaliera, che è previsto durante un programma metabolico incentrato sulla combustione naturale dei grassi. La tendenza al rialzo suggerisce una correlazione positiva tra la durata del programma e l'aumento dell'attività fisica. Questa maggiore attività contribuisce a un maggiore dispendio calorico, supportando gli obiettivi di gestione del peso del programma. Le lievi variazioni sono normali e riflettono le fluttuazioni giornaliere individuali.

Consigli concreti

- Collegate la vostra routine di movimento a rituali quotidiani, come lavarsi i denti o il caffè del mattino.
- Utilizzate attivamente i tempi di attesa: allungatevi mentre aspettate l'autobus o dondolate i piedi mentre cucinate.
- Trasferite attività che di solito svolgete seduti, come telefonare o leggere, in piedi o camminando.
- Trasformate i percorsi quotidiani in un gioco di movimento: camminate in equilibrio sui marciapiedi o saltate sopra le pozzanghere.
- Impostate una sveglia che vi ricordi ogni ora di fare brevi pause di movimento, ad esempio cinque squat o dieci jumping jack.
- Sostituite la sedia da ufficio con una palla da ginnastica per rafforzare i muscoli del tronco e migliorare la postura.
- Ascoltate audiolibri o podcast mentre passeggiate, per allenare contemporaneamente la vostra forma mentale e fisica.
- Organizzate un incontro attivo con gli amici: andate a fare bowling, escursioni o arrampicate insieme.
- Trasformate le faccende domestiche in un allenamento: pulite con musica energica e movimenti intensi.
- Incorporate il movimento nelle vostre attività ricreative: visitate un parco avventura o giocate a frisbee nel parco.
- Esplorate i vostri dintorni a piedi o in bicicletta e scoprite nuovi percorsi e luoghi.
- Fate una breve passeggiata ogni sera per concludere la giornata in modo rilassato e dormire meglio.
- Premiatevi per gli obiettivi di movimento raggiunti con un'attività che vi piace, come una visita al cinema o a un concerto.

Revisione - 3. Programma di movimento

Un programma di movimento efficace è un elemento centrale di una cura del metabolismo di successo. Non si tratta solo di bruciare calorie, ma anche di stimolare il metabolismo e migliorare la salute generale. La chiave sta in un approccio equilibrato che tenga conto delle tue esigenze e circostanze individuali. Inizia con una valutazione realistica della tua forma fisica attuale e stabilisci obiettivi raggiungibili. Non sovraccaricarti con un programma troppo ambizioso che potresti abbandonare rapidamente. Integra invece il movimento gradualmente nella tua vita quotidiana. Usa le scale invece dell'ascensore, percorri brevi distanze a piedi o in bicicletta e cerca di ridurre il tempo trascorso seduto. Anche piccoli cambiamenti possono fare una grande differenza.

Per ottenere risultati ottimali, dovresti combinare diverse forme di allenamento. L'allenamento aerobico, come correre, nuotare o andare in bicicletta, migliora la salute cardiovascolare e favorisce la combustione dei grassi. Fai attenzione a mantenere un'intensità moderata, in cui puoi ancora conversare. Completa il tuo allenamento aerobico con esercizi di forza per aumentare la massa muscolare e il tuo metabolismo basale. Squat, flessioni e esercizi con il peso del corpo sono modi efficaci per allenare la forza senza dover andare in palestra. Non dimenticare l'importanza degli esercizi di flessibilità come lo yoga o il pilates. Questi migliorano la tua flessibilità, favoriscono il recupero e prevengono infortuni.

Una delle maggiori sfide nell'implementare un programma di movimento è la motivazione a lungo termine. Trova attività che ti piacciono e integrale nel tuo programma settimanale. Fissa orari di allenamento con amici o familiari per motivarvi a vicenda e rimanere costanti. Documenta i tuoi progressi in un diario di allenamento o utilizza un fitness tracker per rendere visibili i tuoi successi. Sii flessibile e adatta il tuo programma alle tue circostanze di vita, se necessario. Ad esempio, se non puoi fare una corsa programmata a causa del maltempo, esegui invece un breve allenamento a casa o vai a nuotare. È importante rimanere costanti e non lasciarsi scoraggiare dai contrattempi.

Ricorda che il recupero è altrettanto importante quanto l'allenamento stesso. Concedi al tuo corpo il giusto riposo e sonno per recuperare e ricaricare le energie. Fai attenzione a una dieta equilibrata che fornisca al tuo corpo tutti i nutrienti essenziali. Ascolta i segnali del tuo corpo e riduci l'intensità dell'allenamento se ti senti stanco o esausto. Con un programma di movimento ben pianificato e adattato alle tue esigenze, puoi supportare al meglio la tua cura del metabolismo, migliorare la tua forma fisica e aumentare il tuo benessere. Rimani costante: la tua salute te ne sarà grata!

4. Reset metabolico

Ti senti a volte come un'auto con il freno a mano tirato: nonostante una dieta sana e un esercizio regolare, il corpo non riesce a bruciare grassi? Il metabolismo umano è un sistema complesso che può andare fuori equilibrio a causa di vari fattori. Proprio come un'orchestra stonata, anche il nostro metabolismo ha bisogno di un riavvio per tornare a funzionare in modo armonioso. Un reset mirato può aiutare ad attivare i meccanismi di regolazione del corpo e a sciogliere le blocchi. In questo capitolo scoprirai come riportare il tuo metabolismo in movimento in modo naturale e sostenibile.

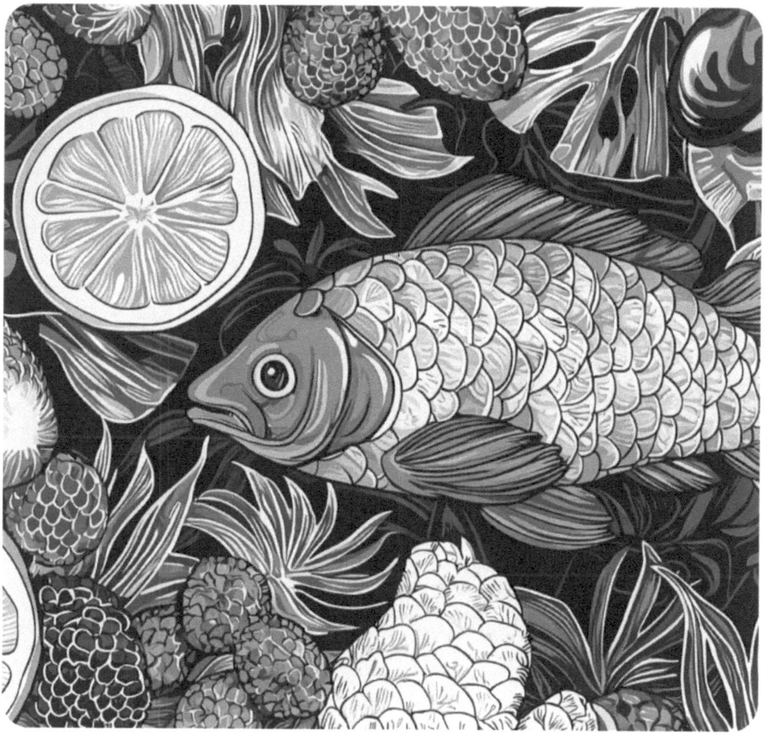

4. 1 Processi di disintossicazione

I processi di disintossicazione giocano un ruolo centrale per un metabolismo funzionante. Il fegato disintossica il corpo trasformando o eliminando sostanze nocive. Un intestino sano protegge dalle infiammazioni e supporta l'assorbimento dei nutrienti. Allo stesso tempo, il continuo rinnovamento cellulare è essenziale per la salute e il benessere. Tuttavia, questi processi possono essere compromessi da una cattiva alimentazione, stress e tossine ambientali. Le conseguenze variano da problemi digestivi e un sistema immunitario indebolito fino all'invecchiamento cellulare accelerato. Scoprite in questo capitolo come supportare al meglio i vostri processi di disintossicazione e rafforzare così la vostra salute in modo sostenibile.

Una cura metabolica di successo richiede una comprensione olistica delle interrelazioni tra il drenaggio epatico, la salute intestinale e la rigenerazione cellulare.

Sgravio del fegato

Il fegato svolge molteplici funzioni nel metabolismo, tra cui la trasformazione e la conservazione dei nutrienti [s52]. Non solo elabora i nutrienti, ma disintossica anche il corpo, trasformando sostanze tossiche in sostanze inoffensive o promuovendo la loro eliminazione [s52]. Questo processo di disintossicazione riguarda anche alcol e farmaci [s52]. Nel metabolismo delle proteine, il fegato trasforma l'ammoniaca, un prodotto di scarto tossico, in urea, che viene espulsa attraverso i reni [s52]. Inoltre, il fegato funge da deposito per vitamine e minerali, rilasciandoli al corpo secondo necessità [s52]. Un miglioramento della disintossicazione epatica può aumentare il benessere [s53]. Oltre alla dieta, l'assunzione di erbe e integratori alimentari gioca un ruolo importante. È fondamentale prestare attenzione alla qualità e alla regolamentazione di questi prodotti, poiché preparati non regolamentati possono causare danni epatici acuti [s54]. Ad esempio, i danni epatici causati da tali preparati (DILI) possono manifestarsi in modo asintomatico o accompagnati da sintomi come dolori addominali e ittero [s54]. In caso di sospetta lesione epatica causata da tali mezzi, è essenziale escludere altre cause e verificare il nesso temporale tra l'assunzione e l'insorgenza dei sintomi [s54]. Il trattamento consiste generalmente nell'interruzione del mezzo sospetto e nel monitoraggio dei valori epatici [s54]. Rispetto ai farmaci da prescrizione, la regolamentazione di erbe e integratori alimentari è meno rigorosa, il che può aumentare il rischio di danni epatici [s54]. Anche le carenze nutrizionali possono influenzare l'insorgenza e il decorso di una malattia epatica grassa non alcolica [s55]. Diversi nutrienti agiscono su processi differenti nel fegato e offrono quindi potenziali approcci terapeutici [s55]. Alcuni nutrienti hanno proprietà antiossidanti e possono influenzare il metabolismo del glucosio e dei grassi [s55]. Altri nutrienti, invece, hanno effetti positivi sul metabolismo dei grassi e possono ridurre l'accumulo di grasso nel fegato [s55]. Per supportare il fegato, è

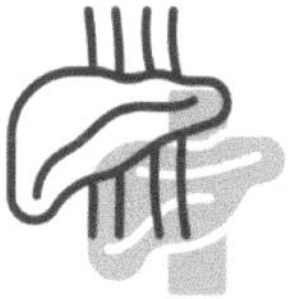

possibile prestare attenzione a una dieta equilibrata con sufficiente apporto di vitamine e minerali, consumare alcol con moderazione e astenersi dall'assunzione di sostanze potenzialmente dannose per il fegato, come alcuni farmaci o integratori alimentari non regolamentati, a meno che non sia stata effettuata una consultazione medica.

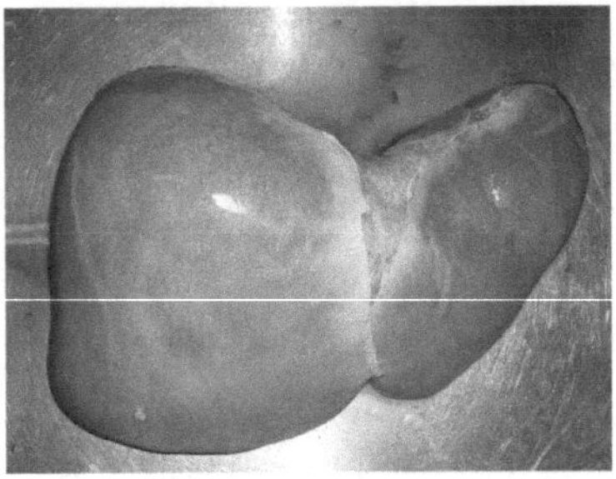

Fegato [i35]

Metabolismo dei grassi

Il metabolismo dei grassi gioca un ruolo centrale nella regolazione del peso. Nell'ambito di una cura metabolica senza HCG, il metabolismo dei grassi è stimolato dalla modifica della dieta e dalla riduzione dei carboidrati, favorendo la combustione dei grassi e supportando la perdita di peso.

Integratori alimentari

Gli integratori alimentari possono essere utilizzati nell'ambito di una cura metabolica senza HCG per compensare specifiche carenze nutrizionali e supportare la funzione metabolica. È importante prestare attenzione alla qualità e al dosaggio dei preparati e coordinare l'assunzione con un medico o un nutrizionista.

Sostanze tossiche

Le sostanze tossiche possono compromettere il metabolismo e rendere difficile la perdita di peso. Nell'ambito di una cura metabolica senza HCG, è importante ridurre l'esposizione a tossine per supportare i processi di disintossicazione del corpo e aumentare l'efficacia della cura.

Supporto per la Disintossicazione del Fegato

Ripartizione del supporto di disintossicazione durante un programma metabolico.

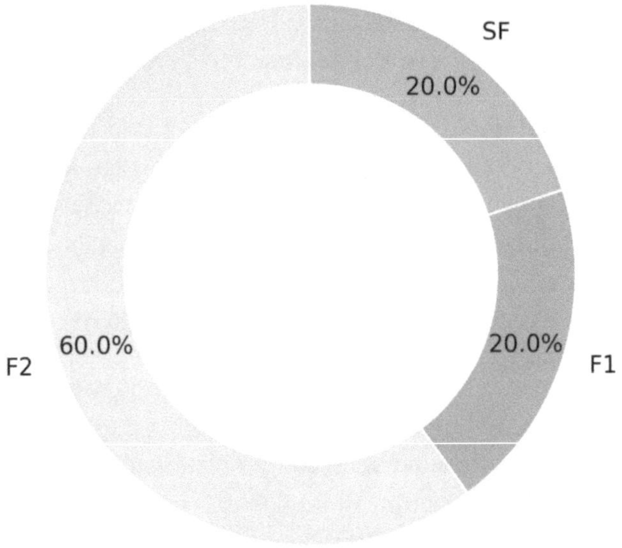

- F1: Supporto Fase 1
- F2: Supporto Fase 2
- SF: Supporto Generale del Fegato

Questo grafico rappresenta visivamente l'attenzione rivolta ai diversi aspetti del supporto epatico durante un programma di disintossicazione metabolica senza HCG. L'enfasi sulla disintossicazione di Fase 2 evidenzia la sua importanza nell'elaborazione e nell'eliminazione delle tossine. Mentre il supporto di Fase 1 e il supporto epatico generale sono cruciali, la maggiore proporzione dedicata alla Fase 2 suggerisce una priorità per un'efficiente rimozione delle tossine dal corpo.

Salute intestinale

Un intestino sano è alla base di un metabolismo funzionante e della salute generale. La mucosa intestinale, una barriera complessa tra l'interno del corpo e il mondo esterno, svolge il compito di assorbire i nutrienti e protegge allo stesso tempo da sostanze nocive e patogeni. Una barriera intestinale intatta impedisce che sostanze indesiderate entrino nel flusso sanguigno e causino infiammazioni. [s56] Se questa barriera è compromessa, possono verificarsi intolleranze, problemi digestivi e un sistema immunitario indebolito. La composizione della flora intestinale, ovvero l'insieme dei microrganismi nell'intestino, influisce anch'essa sull'attività intestinale e sul sistema immunitario. Un equilibrio tra batteri utili e dannosi è essenziale per un intestino sano. Il silimarina, un principio attivo del cardo mariano, può supportare la digestione promuovendo l'attività degli enzimi digestivi e agendo contemporaneamente come antiossidante. [s56] In questo modo contribuisce a proteggere la mucosa intestinale da stress ossidativo e può ridurre la diffusione di germi patogeni. Un ulteriore effetto positivo del silimarina è la riduzione dell'assorbimento di colesterolo nell'intestino. [s56] Chi desidera promuovere attivamente la salute intestinale presta attenzione a una dieta ricca di fibre con molta frutta, verdura e cereali integrali. ballaststoffe servono come nutrimento per i batteri intestinali utili e promuovono una flora intestinale sana. Inoltre, un'adeguata assunzione di liquidi supporta l'attività intestinale.

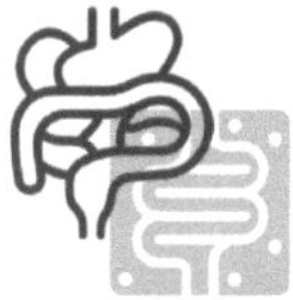

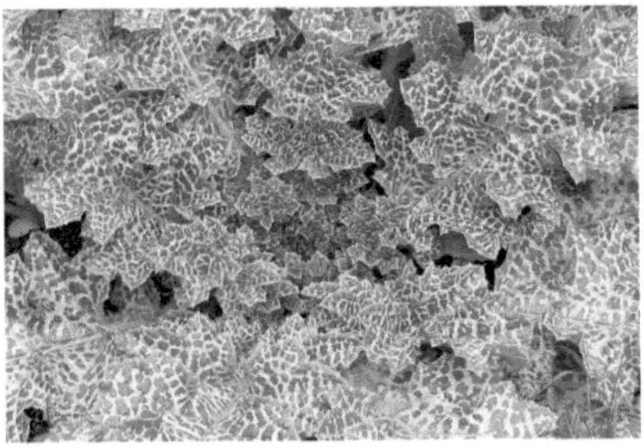

Cardo mariano [i36]

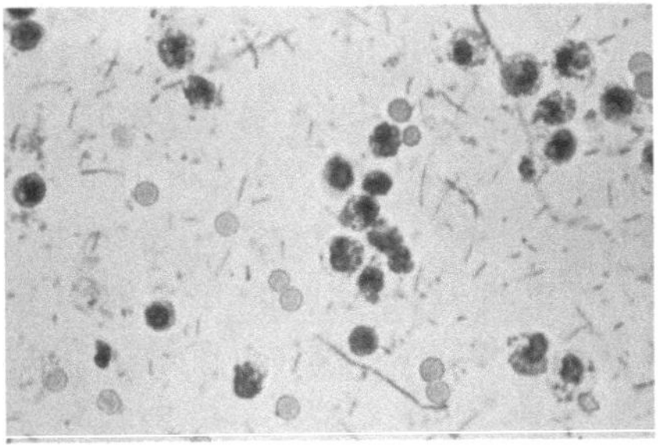

Germe patogeno [i37]

Utile sapere

Germi patogeni

I germi patogeni sono microrganismi che possono causare malattie. Un intestino sano con una flora intestinale intatta può contribuire a inibire la crescita di germi patogeni e rafforzare il sistema immunitario, il che è particolarmente importante durante una cura metabolica.

Mucosa intestinale

La mucosa intestinale gioca un ruolo importante in una cura metabolica, poiché regola l'assorbimento dei nutrienti. Una mucosa intestinale sana supporta l'ottimale utilizzo dei nutrienti forniti e contribuisce così al successo della cura.

Stress ossidativo

Lo stress ossidativo si verifica a causa di uno squilibrio tra radicali liberi e antiossidanti nel corpo. Una cura metabolica può contribuire a ridurre lo stress ossidativo aumentando l'apporto di antiossidanti attraverso la dieta e supportando i processi di disintossicazione del corpo.

Distribuzione dei batteri intestinali (esempio)

Equilibrio batterico illustrativo in un intestino sano.

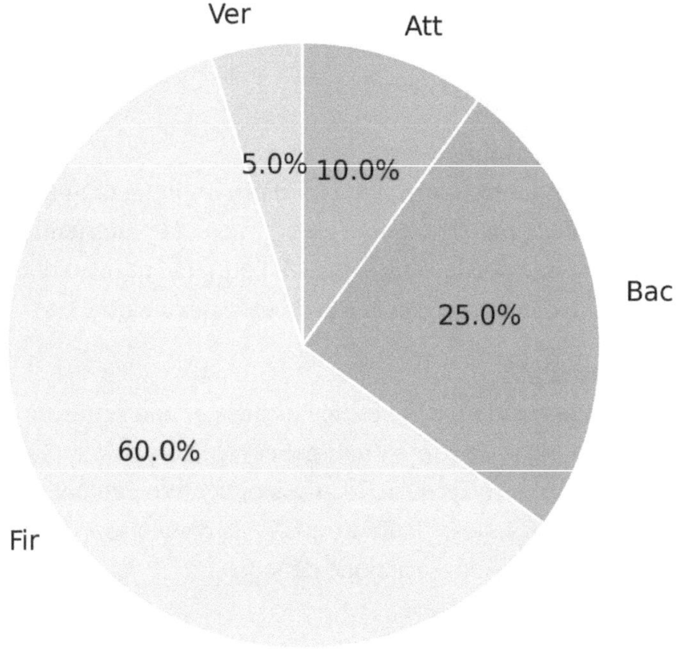

Att: Actinobacteria

Bac: Bacteroidetes

Fir: Firmicutes

Ver: Verrucomicrobia

Questo grafico mostra una composizione batterica intestinale potenzialmente benefica, con una predominanza di Firmicutes e Bacteroidetes, bilanciata da una sana proporzione di Actinobacteria e Verrucomicrobia. Un microbioma diversificato come questo è generalmente associato a una digestione efficiente e a un benessere generale. Mantenere questo equilibrio attraverso la dieta e le scelte di vita è fondamentale per la salute a lungo termine.

Rigenerazione cellulare

La rigenerazione cellulare, il continuo rinnovamento delle cellule del corpo, è un processo fondamentale per la salute e il benessere. Un aspetto affascinante della rigenerazione cellulare è l'"interruttore metabolico", attivato dalla dieta di digiuno [s57]. Dopo circa 12-36 ore senza assunzione di cibo, le riserve di glicogeno, le riserve energetiche a breve termine del corpo, sono per lo più esaurite. L'organismo passa quindi dall'utilizzo dello zucchero all'uso degli acidi grassi come principale fonte di energia. Questi acidi grassi vengono convertiti nel fegato in chetoni, che forniscono energia ai muscoli e al cervello [s57]. Questo processo, noto anche come chetosi, non solo promuove la combustione dei grassi, ma stimola anche la formazione di nuove mitocondri, le "centrali energetiche" delle cellule [s57]. Un aumento della densità mitocondriale migliora la produzione di energia e contribuisce al mantenimento della massa muscolare, anche durante una dieta ipocalorica [s57]. Chi digiuna, ad esempio, per 24 ore può attivare questo "metabolischen_schalter" e così supportare la rigenerazione cellulare e la funzione mitocondriale. Un altro fattore importante per la salute cellulare è la protezione dallo stress ossidativo. I radicali liberi, sottoprodotti del metabolismo, possono danneggiare le cellule e accelerare il processo di invecchiamento. Gli antiossidanti neutralizzano questi radicali liberi e proteggono così le cellule dai danni [s58]. Una dieta ricca di frutta e verdura fornisce una varietà di antiossidanti e contribuisce così alla rigenerazione cellulare [s58].

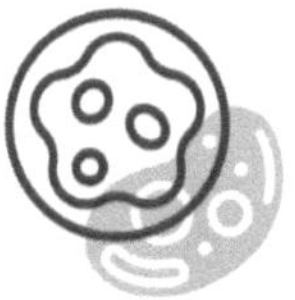

Dieta di digiuno

Nel contesto di una dieta di metabolismo senza HCG, la dieta di digiuno, ovvero l'astensione temporanea dal cibo, può influenzare il metabolismo e promuovere la combustione dei grassi. È importante adattare la durata e il tipo di digiuno alle esigenze individuali e allo stato di salute.

Antiossidanti

Gli antiossidanti proteggono le cellule dai danni causati dai radicali liberi. In una dieta di metabolismo senza HCG, è importante un'adeguata assunzione di antiossidanti, ad esempio attraverso frutta e verdura, per supportare la salute cellulare.

Radicali liberi

I radicali liberi sono molecole instabili che possono danneggiare le cellule. Nel contesto di una dieta di metabolismo senza HCG, è importante minimizzare la formazione di radicali liberi e aumentare al contempo l'assunzione di antiossidanti.

Riserve di glicogeno

Le riserve di glicogeno sono le riserve di carboidrati del corpo, che in una dieta di metabolismo senza HCG vengono ridotte attraverso la dieta di digiuno o una dieta a basso contenuto di carboidrati, per stimolare il corpo a bruciare i grassi.

Rigenerazione cellulare e disintossicazione

Miglioramento della funzione metabolica durante un programma detox.

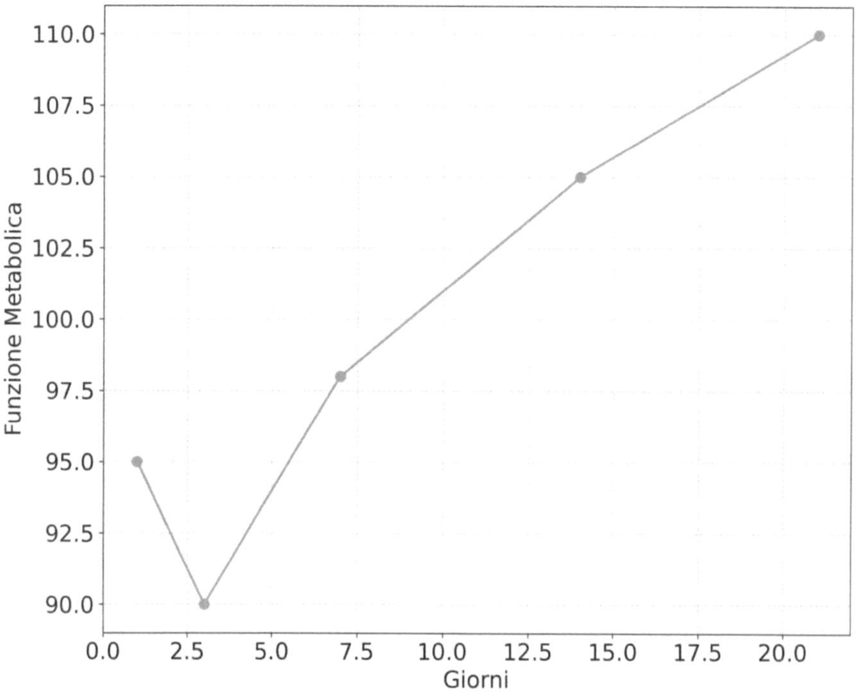

Questo grafico illustra una tendenza generale di miglioramento della funzione metabolica durante un programma detox. Inizialmente, i processi di disintossicazione possono causare un leggero calo della funzione generale mentre il corpo inizia a eliminare le tossine. Tuttavia, con il progredire del programma, la rigenerazione cellulare e il miglioramento dell'efficienza metabolica portano ad un aumento della funzionalità, culminando in un livello generale più elevato rispetto a prima dell'inizio del detox.

Consigli concreti

- Bevi al mattino un bicchiere di acqua tiepida con succo di limone fresco per attivare il fegato.
- Integra nella tua dieta alimenti amari come cicoria, rucola o carciofi per stimolare la produzione di bile.
- Massaggia delicatamente l'area addominale in senso orario per stimolare la digestione e il metabolismo.
- Respira profondamente nel ventre più volte al giorno per fornire ossigeno al tuo fegato.
- Concediti regolarmente un impacco per il fegato con compresse calde per supportare i processi di disintossicazione.
- Prepara una tisana benefica a base di cardo mariano, dente di leone o ortica per alleggerire il tuo fegato.
- Rendi i tuoi piatti più gustosi con spezie che supportano il fegato come curcuma, zenzero o cardamomo.
- Inizia la tua giornata con un bicchiere di succo di carota fresco per fornire al tuo fegato nutrienti essenziali.
- Mangia regolarmente alimenti fermentati come crauti o kimchi per supportare la tua flora intestinale e indirettamente anche il tuo fegato.
- Fai un bagno ricco di basi con bicarbonato o sale amaro per liberare il tuo corpo dai prodotti di scarto del metabolismo.
- Spazzola regolarmente la tua pelle a secco per migliorare la circolazione e stimolare l'eliminazione delle tossine attraverso la pelle.
- Visualizza come il tuo fegato lavori vigorosamente e liberi il tuo corpo dalle sostanze nocive per supportare mentalmente i processi di disintossicazione.

4. 2 Equilibrio ormonale

Gli ormoni regolano in modo significativo il metabolismo e influenzano quindi il tuo peso, la tua energia e il tuo benessere. Un equilibrio ormonale disturbato può portare a problemi di sonno, attacchi di fame e a un metabolismo lento. Sia la funzione tiroidea che l'ormone dello stress cortisolo e la sensibilità all'insulina giocano un ruolo decisivo. Scopri come riportare i tuoi ormoni in equilibrio e attivare naturalmente la tua combustione dei grassi.

Un sonno sufficiente, la riduzione dello stress e un'alimentazione equilibrata sono essenziali per un sano equilibrio ormonale e un metabolismo ottimale.

Regolazione degli ormoni dello stress

Gli ormoni dello stress, tra cui il cortisolo, influenzano numerose funzioni corporee. Il cortisolo segue un ritmo naturale giornaliero, con valori bassi durante il sonno e un aumento al mattino [s59]. Questo ritmo è strettamente legato al ciclo sonno-veglia e al sistema circadiano. I disturbi del sonno possono interrompere questo ritmo e portare a squilibri ormonali che influenzano il metabolismo, la resistenza all'insulina e la regolazione dell'appetito [s59]. Ghrelin e leptina, ormoni che controllano l'assunzione di cibo, sono anch'essi influenzati dal sonno. Ghrelin aumenta prima dei pasti, mentre la leptina inibisce l'assunzione di cibo. La mancanza di sonno può portare a livelli elevati di ghrelin e quindi a un aumento dell'appetito [s59]. Allo stesso tempo, un ritmo sonno-veglia disturbato può compromettere l'azione della leptina, rendendo più difficile la sazietà. Le conseguenze possono includere aumento di peso e resistenza all'insulina, che aumentano il rischio di diabete [s59]. Anche le disfunzioni circadiane, come quelle che si verificano con il lavoro a turni, influenzano negativamente l'omeostasi di glucosio e lipidi [s59]. L'anoressia nervosa dimostra quanto possa essere ampia la disregolazione ormonale causata dalla malnutrizione. Ciò comporta disturbi dell'asse ipotalamo-ipofisario e cambiamenti negli ormoni che regolano l'appetito e il metabolismo, come la leptina [s60]. La maggior parte di questi cambiamenti sono reazioni di adattamento alla malnutrizione, ma possono portare a problemi a lungo termine, come una ridotta densità ossea [s60]. Questa è influenzata, tra l'altro, da ormoni come il cortisolo. Un aumento dei livelli di cortisolo (iper-cortisolemia) nell'anoressia nervosa può contribuire all'indebolimento delle ossa [s60]. Ripristinare un peso normale e normalizzare la produzione ormonale è quindi fondamentale per la salute delle ossa [s60]. Per la salute a lungo termine, è importante prestare attenzione a un regolare ritmo sonno-veglia e ridurre lo stress per supportare la produzione naturale di cortisolo. Una dieta equilibrata e un'adeguata attività fisica contribuiscono ulteriormente alla stabilizzazione dell'equilibrio ormonale e del metabolismo.

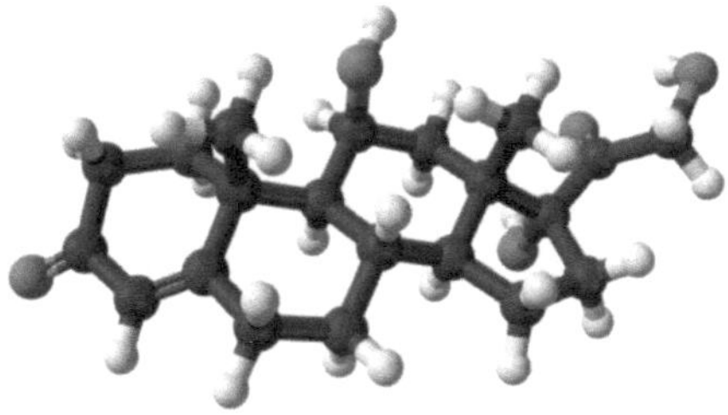

Cortisolo [i38]

asse ipotalamo-ipofisario

L'asse ipotalamo-ipofisario è un sistema complesso nel cervello che controlla molti ormoni, compresi quelli che regolano il metabolismo e il peso. Una cura del metabolismo senza HCG può supportare indirettamente la funzione di questo asse contribuendo alla normalizzazione dell'equilibrio ormonale.

disfunzioni circadiane

Le disfunzioni circadiane si verificano quando il ritmo naturale sonno-veglia del corpo è disturbato, ad esempio a causa del lavoro a turni. Questi disturbi possono influenzare negativamente l'equilibrio ormonale e il metabolismo, compromettendo così il successo di una cura del metabolismo senza HCG. Un regolare ritmo sonno-veglia è quindi importante per un'ottimale bilanciamento ormonale.

sistema circadiano

Il sistema circadiano è il nostro orologio interno che controlla molte funzioni corporee, incluso l'equilibrio ormonale. Un ritmo circadiano stabile è importante per una cura del metabolismo di successo, poiché regola la produzione ormonale e ottimizza il metabolismo e la combustione dei grassi.

Livelli di cortisolo durante una dieta senza HCG

Fluttuazioni tipiche del cortisolo durante una dieta metabolica senza HCG.

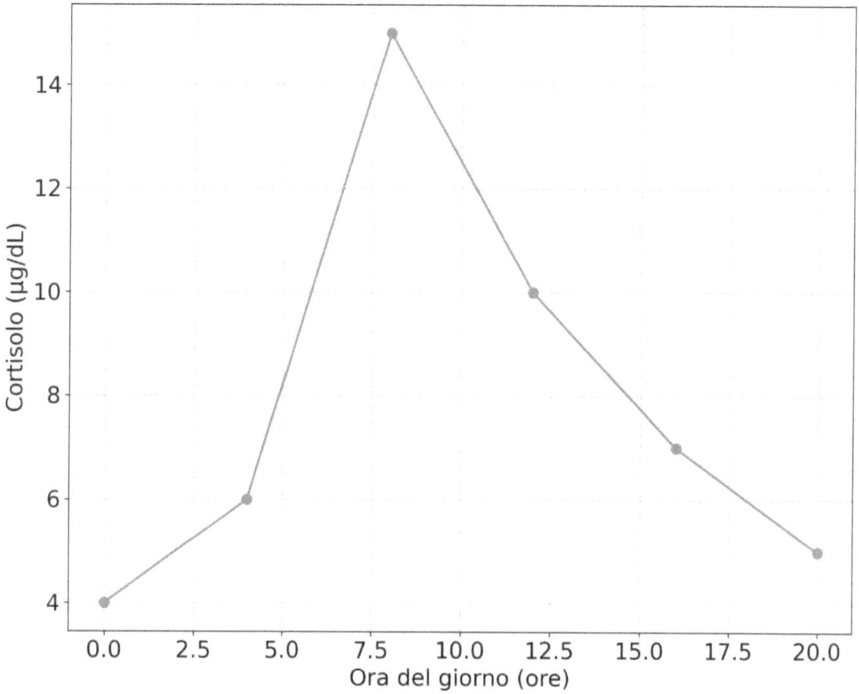

I livelli di cortisolo mostrano un ritmo diurno naturale, con un picco al mattino e un graduale declino durante il giorno. Mentre alcune fluttuazioni sono normali, livelli costantemente elevati o soppressi al di fuori dell'intervallo tipico possono indicare stress o squilibri ormonali. Questa visualizzazione mostra un profilo di cortisolo relativamente stabile, suggerendo una buona gestione dello stress durante la dieta.

Funzione tiroidea

La ghiandola tiroidea produce ormoni che influenzano il metabolismo del glucosio in vari organi, tra cui fegato, apparato gastrointestinale, pancreas, tessuto adiposo, muscolatura scheletrica e sistema nervoso centrale [s61]. Questi ormoni favoriscono la secrezione di insulina e l'assorbimento del glucosio accelerando i movimenti gastrointestinali e aumentando la produzione di zucchero nel fegato [s61]. Un'ipotiroidismo può essere associato a insulinresistenz e intolleranza al glucosio, mentre il trattamento dell'ipotiroidismo può migliorare la insulinempfindlichkeit [s61]. Disturbi della funzione tiroidea si verificano frequentemente sia nel diabete di tipo 1 che nel tipo 2 [s61]. Mentre nel diabete di tipo 1 sono consigliati controlli regolari della tiroide, per il diabete di tipo 2 ci sono meno raccomandazioni chiare [s61]. Un aumento della richiesta di ormoni tiroidei può verificarsi, ad esempio, con una dieta ricca di carboidrati, poiché la tiroide è maggiormente sollecitata per regolare il metabolismo. Un adeguamento della dieta con riduzione dei carboidrati può in tali casi alleviare la funzione tiroidea. Oltre al metabolismo, la tiroide gioca anche un ruolo cruciale nella riproduzione e nello sviluppo fetale [s62]. Gli ormoni tiroidei sono essenziali per lo sviluppo cerebrale del feto e un'ipotiroidismo durante la gravidanza può portare a complicazioni come parto prematuro, pre-eclampsia e basso peso alla nascita [s62]. Una diagnosi e un trattamento tempestivi delle malattie tiroidee in gravidanza sono quindi importanti per la salute della madre e del bambino [s62]. I disturbi della funzione tiroidea possono anche compromettere la fertilità, alterando il ciclo mestruale e l'ovulazione [s62]. Il trattamento di un'ipotiroidismo durante la gravidanza avviene solitamente con un preparato ormonale [s62]. Un monitoraggio della funzione tiroidea durante e dopo la gravidanza è necessario per minimizzare le complicazioni e garantire la salute della madre e del bambino – la tiroidite post-partum è una malattia comune dopo il parto

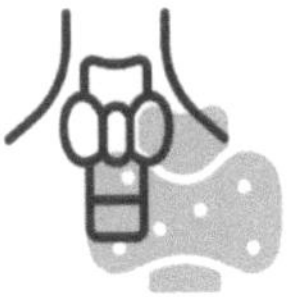

[s62]. In caso di desiderio di gravidanza non soddisfatto, il controllo dei valori tiroidei può quindi essere un passo importante.

Utile sapere

intolleranza al glucosio

L'intolleranza al glucosio descrive la ridotta capacità del corpo di assorbire il glucosio dal sangue nelle cellule. Una cura metabolica che stabilizza i livelli di zucchero nel sangue può migliorare la tolleranza al glucosio.

pre-eclampsia

La pre-eclampsia è una condizione che può verificarsi durante la gravidanza ed è caratterizzata da ipertensione e proteine nelle urine. Può avere gravi conseguenze per la madre e il bambino. Un equilibrio ormonale equilibrato è importante per un decorso sano della gravidanza e può ridurre il rischio di pre-eclampsia.

tiroidite post-partum

Una tiroidite post-partum è un'infiammazione della tiroide che può verificarsi dopo il parto. Può portare a cambiamenti temporanei o permanenti della funzione tiroidea e dovrebbe essere considerata nel contesto di una cura metabolica.

Livelli ormonali durante una dieta metabolica non HCG

Confronto dei livelli ormonali chiave

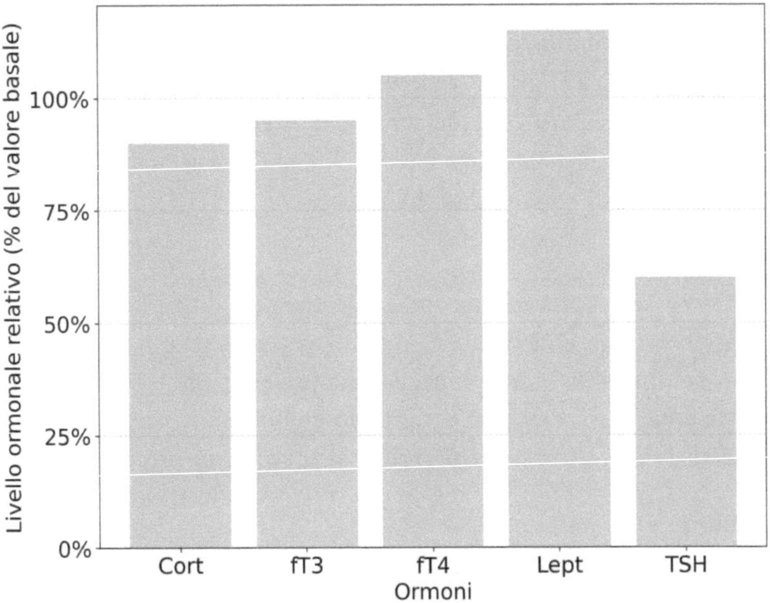

Cort: Cortisolo

fT3: Triiodotironina libera (T3)

fT4: Tiroxina libera (T4)

Lept: Leptina

TSH: Ormone tireostimolante

Questo grafico illustra il potenziale impatto di una dieta metabolica (senza HCG) sui livelli ormonali chiave. La notevole diminuzione del TSH suggerisce un miglioramento della funzione tiroidea. Livelli stabili di T3 e T4 liberi indicano che la produzione di ormoni tiroidei rimane entro un intervallo sano. I livelli di cortisolo che rimangono entro i limiti normali suggeriscono che la dieta non causa stress eccessivo. Il leggero aumento della leptina potrebbe indicare un miglioramento della sazietà e della regolazione metabolica.

insulinsensitivitaet

L'insulina, un ormone del pancreas, regola il livello di zucchero nel sangue consentendo l'assorbimento del glucosio nelle cellule del corpo. Una ridotta efficacia di questo processo è nota come insulinresistenz. In questo stato, le cellule necessitano di quantità maggiori di insulina per assorbire il glucosio. Il pancreas cerca di soddisfare questa esigenza aumentando la produzione di insulina, il che può portare a un esaurimento del pancreas e, infine, a typdiabetes. La sensibilità all'insulina, d'altra parte, descrive quanto le cellule del corpo rispondano all'insulina. Un'alta sensibilità all'insulina significa che le cellule rispondono efficacemente all'insulina e possono assorbire il glucosio, mentre una bassa sensibilità all'insulina indica una resistenza all'insulina. Diversi fattori influenzano la sensibilità all'insulina, tra cui predisposizione genetica, stile di vita e influenze ormonali. L'eccesso di peso, in particolare nella zona addominale, riduce la sensibilità all'insulina, poiché le cellule adipose rilasciano sostanze chimiche che interferiscono con l'azione dell'insulina. L'attività fisica regolare aumenta la sensibilità all'insulina, poiché i muscoli assorbono più glucosio durante l'esercizio, migliorando così l'azione dell'insulina. Anche un'attività leggera, come una passeggiata quotidiana, può aumentare in modo sostenibile la sensibilità all'insulina. Anche la dieta gioca un ruolo importante: una dieta ricca di fibre con carboidrati complessi, che fanno aumentare il livello di zucchero nel sangue più lentamente, promuove la sensibilità all'insulina. Oltre ai noti fattori di influenza come dieta e movimento, anche i processi ormonali giocano un ruolo nella regolazione della sensibilità all'insulina. GDF-8 (Growth Differentiation Factor 8), una proteina che inibisce la crescita muscolare, influisce anche sul metabolismo e sulla sensibilità all'insulina. Il GDF-8 viene prodotto nel tessuto ovarico e influisce sulla formazione di ormoni sessuali come estrogeno e progesterone. Aumenta la produzione di estrogeno mentre inibisce la produzione di progesterone. Questa influenza sulla produzione ormonale può indirettamente influenzare la sensibilità all'insulina, poiché gli ormoni sessuali intervengono nel metabolismo. Valori elevati di GDF-8 sono associati a resistenza all'insulina e disturbi

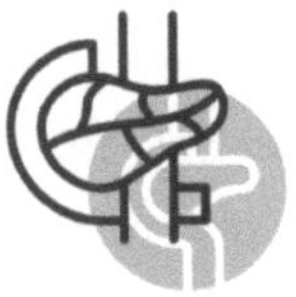

metabolici, in particolare nelle donne con sindrome dell'ovaio policistico (pcos). La PCOS è un disturbo ormonale caratterizzato da livelli elevati di androgeni, irregolarità mestruali e spesso anche resistenza all'insulina. Le complesse interazioni tra GDF-8, ormoni sessuali e sensibilità all'insulina evidenziano l'importanza di un approccio olistico nel trattamento dei disturbi metabolici e degli squilibri ormonali. Considerare queste interrelazioni può contribuire a comprendere meglio le cause della resistenza all'insulina e a sviluppare approcci terapeutici mirati. Manuale di Medicina Interna. Springer Medizin Verlag; 2013. Myostatina nell'ovaio: effetti sulla sensibilità all'insulina e sulla steroidogenesi. Università di Heidelberg; 2017.

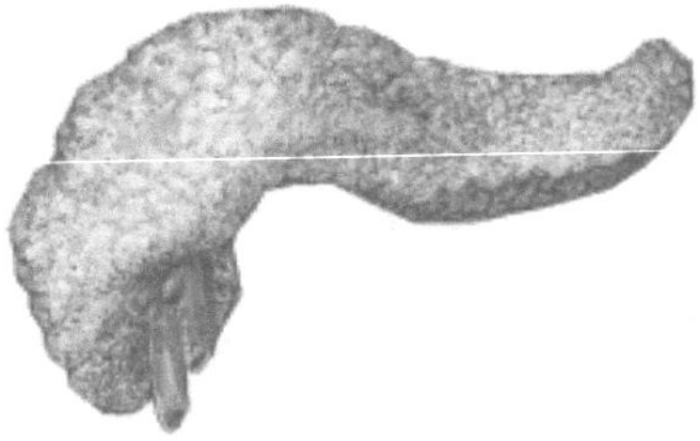

pancreas [i39]

Sensibilità all'insulina e equilibrio ormonale

Relazione tra glicemia, livelli di insulina e sensibilità all'insulina.

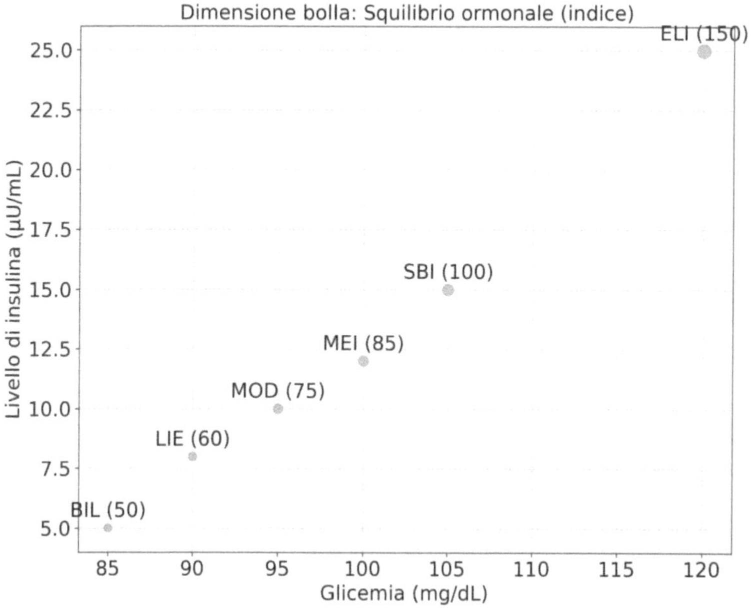

Blasengröße: Squil. Orm. (Indice)

BIL: Ormoni bilanciati

LIE: Lieve squilibrio

MOD: Squilibrio moderato

ELI: Elevato squilibrio

MEI: Squilibrio medio

SBI: Squilibrio aumentato

Livelli di insulina più elevati a una data concentrazione di glucosio nel sangue suggeriscono una minore sensibilità all'insulina. Al contrario, gli individui con una maggiore sensibilità all'insulina mantengono livelli normali di glucosio nel sangue con una minore produzione di insulina. Bolle più grandi indicano un maggiore squilibrio ormonale generale, potenzialmente influenzato da fattori che vanno oltre la semplice regolazione del glucosio.

Consigli concreti

- Beva una tazza di tè alle erbe non zuccherato con melissa e valeriana prima di andare a letto per supportare la produzione ormonale notturna.
- Iniziate la vostra giornata con una sequenza di movimenti dolci per regolare naturalmente i livelli di cortisolo e stimolare il metabolismo.
- Integrate alimenti con fitoestrogeni, come semi di lino o prodotti a base di soia, nella vostra dieta per influenzare delicatamente il vostro equilibrio ormonale.
- Sfruttate il potere degli oli essenziali: massaggiate olio di lavanda sulle tempie la sera per migliorare la qualità del sonno e quindi la produzione ormonale.
- Cantate o fischiettate per alcuni minuti ogni giorno per promuovere il rilascio di ormoni della felicità e ridurre gli ormoni dello stress.
- Accarezzate il vostro animale domestico o fatevi massaggiare per stimolare la produzione dell'ormone dell'affetto, l'ossitocina, e aumentare il vostro benessere.
- Ridete di cuore e a lungo per stimolare il rilascio di endorfine e migliorare il vostro umore.
- Circondatevi di persone positive che vi danno energia e influenzano positivamente il vostro equilibrio ormonale.
- Create piccole oasi di tranquillità nella vita quotidiana per ridurre lo stress e normalizzare la produzione ormonale.
- Ascoltate la vostra intuizione e fate attenzione ai segnali del vostro corpo per supportare individualmente il vostro equilibrio ormonale.
- Riflettete regolarmente sulle vostre abitudini di vita e adattatele se necessario per ottimizzare a lungo termine il vostro equilibrio ormonale.

4. 3 Blocchi metabolici

Le blocchi del metabolismo si originano da un complesso interplay di predisposizione genetica, fattori ambientali e stili di vita. Il sovrappeso, la mancanza di movimento e le abitudini alimentari poco salutari favoriscono questi blocchi, che a loro volta possono avere gravi conseguenze per la salute. Grasso viscerale, resistenza all'insulina e sindrome metabolica sono termini chiave in questo contesto. Anche l'età, l'esposizione a sostanze tossiche e fattori psicologici giocano un ruolo. Il proprio comportamento influisce in modo significativo sulla funzione metabolica. Scoprite in questo capitolo come si originano i blocchi del metabolismo e quali fattori li favoriscono. Scoprite le cause e ponete le basi per un ripristino metabolico di successo.

Uno stile di vita sano con un'alimentazione equilibrata, esercizio fisico regolare, sonno sufficiente e una gestione efficace dello stress è la chiave per evitare e superare le blocchi metabolici e promuove la salute e il benessere a lungo termine.

Analisi delle cause

Una blocco metabolico si verifica a causa di un complesso intreccio di vari fattori. Le predisposizioni genetiche costituiscono la base su cui i fattori ambientali e di stile di vita influenzano il metabolismo. [s63] L'eccesso di peso, la mancanza di movimento e le abitudini alimentari poco salutari favoriscono la comparsa di un blocco. In particolare, il grasso viscerale, che si accumula nella cavità addominale attorno agli organi, ha un effetto negativo. [s63] Produce sostanze infiammatorie (citochine) che disturbano l'azione dell'insulina e portano a insulino-resistenza. [s63] Questa insulino-resistenza è considerata un meccanismo centrale nella formazione di blocchi metabolici. L'accumulo progressivo di grasso viscerale può infine portare a metabolischen_syndrom, con gravi conseguenze come danni ai vasi sanguigni e ai nervi. [s63] Già prima della nascita e nella prima infanzia, i fattori ambientali possono predisporre a problemi metabolici futuri. [s63] Anche l'età gioca un ruolo, poiché i cambiamenti fisici legati all'età aumentano il rischio di malattie metaboliche. [s64] Oltre alla predisposizione genetica e all'età, i fattori ambientali come l'inquinamento atmosferico o i pesticidi sono strettamente legati all'aumento dell'eccesso di peso e delle malattie metaboliche. [s64] Anche il comportamento personale ha un grande impatto: alimentazione, movimento, fumo, consumo di alcol e sonno influenzano la funzione metabolica. [s64] Chi, ad esempio, pratica regolarmente sport e presta attenzione a una dieta equilibrata può ridurre il rischio di malattie metaboliche e allo stesso tempo rallentare il processo di invecchiamento. [s64] Anche un sonno adeguato e la gestione dello stress hanno effetti positivi sul metabolismo. [s64] La mancanza cronica di sonno e le pressioni psicologiche, al contrario, possono intensificare i disturbi metabolici e i problemi legati all'età. [s64]

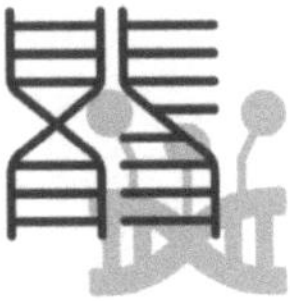

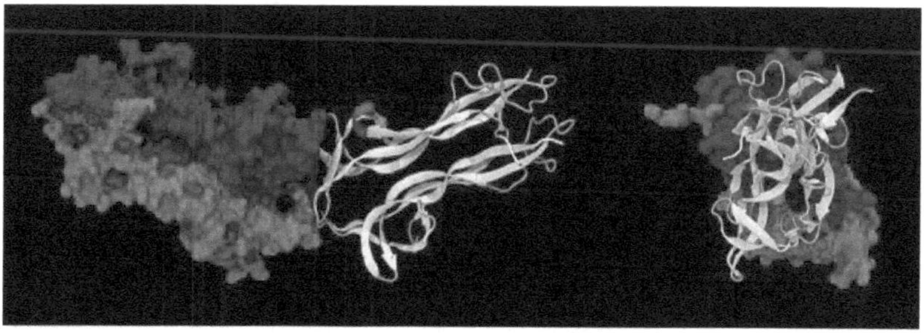

citochina [i40]

Utile sapere

Grasso viscerale

Il grasso viscerale, noto anche come grasso addominale, è un tessuto adiposo che si accumula nella cavità addominale attorno agli organi interni. È metabolicamente più attivo del grasso sottocutaneo (tessuto adiposo sotto la pelle) e produce ormoni e sostanze chimiche che possono promuovere infiammazioni e influenzare negativamente il metabolismo. Una cura metabolica senza HCG mira, tra l'altro, a ridurre il grasso viscerale per migliorare la funzione metabolica.

Insulino-resistenza

L'insulino-resistenza si verifica quando le cellule del corpo non rispondono più adeguatamente all'ormone insulina. Di conseguenza, il glucosio nel sangue non può essere trasportato efficacemente nelle cellule, portando a livelli elevati di zucchero nel sangue. Nell'ambito di una cura metabolica senza HCG, il miglioramento della sensibilità all'insulina è un obiettivo importante per ottimizzare il metabolismo e promuovere la combustione dei grassi.

Blocchi Metabolici Comuni

Frequenza dei blocchi metabolici

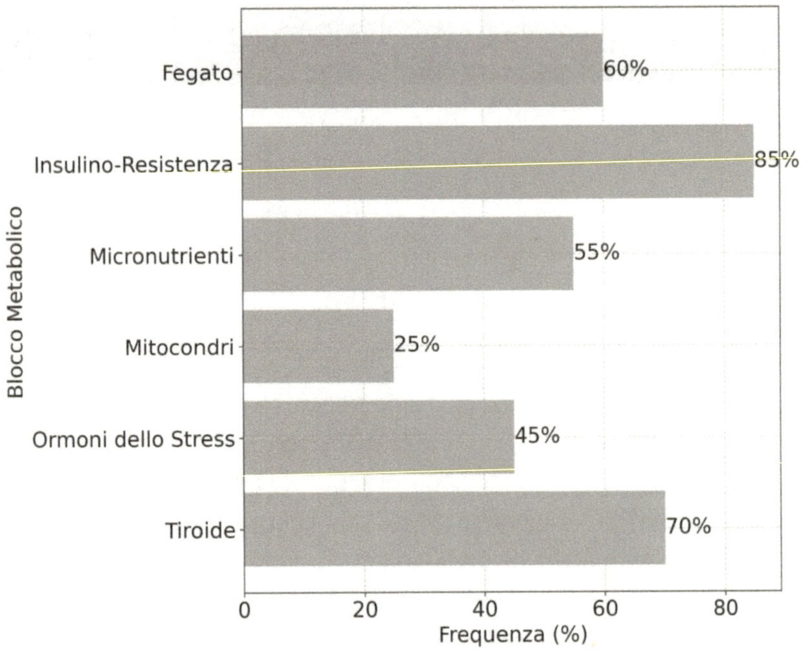

INS: Insulino-Resistenza

MIT: Mitocondri

SDÜ: Tiroide

LMI: Fegato

NEM: Micronutrienti

STR: Ormoni dello Stress

L'istogramma orizzontale visualizza la frequenza relativa di diversi blocchi metabolici. Una barra più lunga indica una maggiore prevalenza del blocco corrispondente. I blocchi nell'area dell'insulino-resistenza e del metabolismo tiroideo sembrano essere particolarmente comuni e dovrebbero quindi essere presi in particolare considerazione quando si pianifica una cura metabolica. La frequenza relativamente bassa dei disturbi mitocondriali suggerisce che questi sono rilevanti, ma meno comuni.

Strategie di soluzione

Superare un blocco metabolico richiede un approccio multifattoriale, basato sulle cause individuali e sulla situazione di vita specifica. La base è un'analisi approfondita delle abitudini personali, tra cui la dieta, il livello di attività fisica e il comportamento del sonno. Su questa base, è possibile sviluppare strategie mirate per riportare il metabolismo in equilibrio. Un punto di partenza importante è la modifica della dieta. Una riduzione degli alimenti altamente trasformati, delle bevande zuccherate e dei grassi non salutari a favore di cibi integrali e ricchi di fibre come verdure, frutta, legumi e proteine magre può influenzare positivamente il metabolismo. Chi, ad esempio, amplia il proprio piano alimentare quotidiano con diverse porzioni di verdura fornisce al corpo vitamine, minerali e fitonutrienti essenziali che supportano le funzioni metaboliche. Anche l'attività fisica gioca un ruolo cruciale. L'attività fisica regolare, sia essa sport di resistenza come corsa o nuoto, o allenamento di forza, stimola il metabolismo, favorisce la perdita di grasso e migliora la insulinsensitivitaet. Anche solo 30 minuti di camminata veloce al giorno possono fare una differenza significativa. Inoltre, un sonno adeguato è essenziale per un metabolismo funzionante. La mancanza cronica di sonno può portare a squilibri ormonali che influenzano negativamente il metabolismo e favoriscono le voglie. Un ritmo sonno-regolare e una durata del sonno di sette-otto ore per notte contribuiscono a regolare il metabolismo e a migliorare il benessere generale. La gestione dello stress è un altro fattore importante. Lo stress prolungato può portare a livelli elevati di cortisolo, il che può influenzare negativamente il metabolismo e favorire l'accumulo di viszeralem_fett. Tecniche di rilassamento come yoga, meditazione o training autogeno possono aiutare a ridurre lo stress e influenzare positivamente il metabolismo. La combinazione di queste misure – una dieta equilibrata, attività fisica regolare, sonno adeguato e gestione

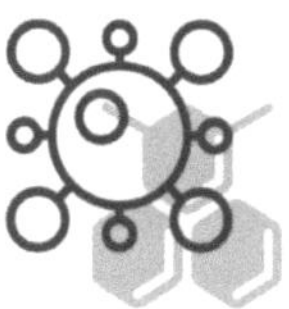

efficace dello stress – costituisce un approccio olistico per superare i blocchi metabolici e promuovere la salute a lungo termine. Per considerare le esigenze individuali e ottenere risultati ottimali, può essere utile collaborare con nutrizionisti, terapisti sportivi o altri professionisti qualificati. Questi possono sviluppare un piano personalizzato tenendo conto della situazione personale e supportare nell'attuazione delle strategie. È importante comprendere che la risoluzione di un blocco metabolico è un processo che richiede tempo, pazienza e impegno. Cambiamenti sostenibili nello stile di vita sono la chiave per un metabolismo sano e un benessere migliorato.

Soluzioni per il blocco metabolico

Distribuzione delle soluzioni per i blocchi metabolici comuni.

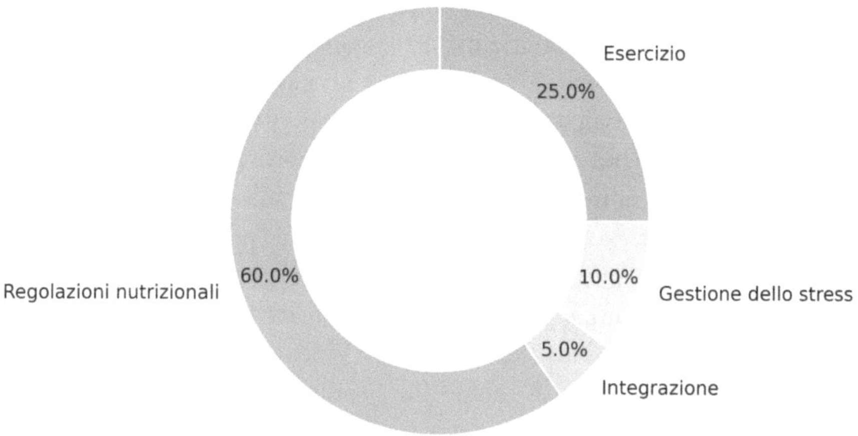

ESE: Esercizio (ad es. allenamento di resistenza, cardio)

INT: Integrazione (ad es. vitamine, minerali)

GES: Gestione dello stress (ad es. consapevolezza, sonno adeguato)

REN: Regolazioni nutrizionali (ad es. macro bilanciati, eliminazione di cibi trasformati)

La maggior parte delle soluzioni si concentra su aggiustamenti nutrizionali, evidenziando l'importanza della dieta nel superare i blocchi metabolici. L'esercizio fisico e la gestione dello stress svolgono ruoli di supporto, suggerendo che un approccio olistico è necessario per una funzione metabolica ottimale. L'integrazione rappresenta una parte minore, ma comunque significativa, della strategia di soluzione, indicando possibilmente interventi mirati per specifiche carenze o blocchi.

Misure preventive

Le misure preventive contro le blocchi metabolici mirano a prevenire fin dall'inizio la formazione del blocco o a minimizzare il rischio. Uno stile di vita sano, basato su una dieta equilibrata, esercizio fisico regolare e un adeguato riposo, costituisce le fondamenta. Un'alimentazione ricca di cibi non lavorati, come verdure, frutta, cereali integrali e proteine magre, fornisce al corpo i nutrienti necessari senza sovraccaricare il metabolismo. Bere circa 2 litri d'acqua al giorno supporta i processi naturali di disintossicazione del corpo e promuove le funzioni metaboliche. L'attività fisica, sia attraverso sport, passeggiate o attività quotidiane come salire le scale, stimola il metabolismo e migliora la insulinsensitivitaet. Anche piccoli cambiamenti nella vita quotidiana, come passare dall'auto alla bicicletta o fare una breve passeggiata durante la pausa pranzo, possono avere effetti positivi. Oltre alla dieta e all'esercizio, la gestione dello stress gioca un ruolo importante. Tecniche di rilassamento, come la meditazione o il rilassamento muscolare progressivo, possono aiutare a ridurre gli ormoni dello stress e quindi alleggerire il metabolismo. Infatti, lo stress cronico può portare a livelli elevati di cortisolo, che a loro volta influenzano negativamente il metabolismo e favoriscono l'accumulo di viszeralem_fett. È consigliabile evitare diete con un rigoroso controllo e monitoraggio delle calorie, poiché queste possono aumentare il livello di stress e avere effetti negativi sul benessere psicologico. È invece più sensato puntare a un cambiamento alimentare a lungo termine con cibi sani e concentrarsi su un'alimentazione piacevole e intuitiva. Ad esempio, chi sceglie di preparare pasti cucinati in casa con ingredienti freschi invece di cibi pronti durante la cena non solo può influenzare positivamente il proprio metabolismo, ma anche ridurre il rischio di attacchi di fame legati allo stress. Anche un sonno adeguato è essenziale per un metabolismo funzionante. Un ritmo sonno-regolare e sette-otto ore di sonno per notte supportano la

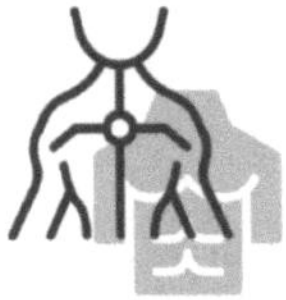

rigenerazione del corpo e contribuiscono a un equilibrio ormonale. Combinando queste misure – alimentazione sana, esercizio regolare, gestione dello stress e sonno sufficiente – è possibile prevenire efficacemente i blocchi metabolici e creare le basi per un benessere a lungo termine.

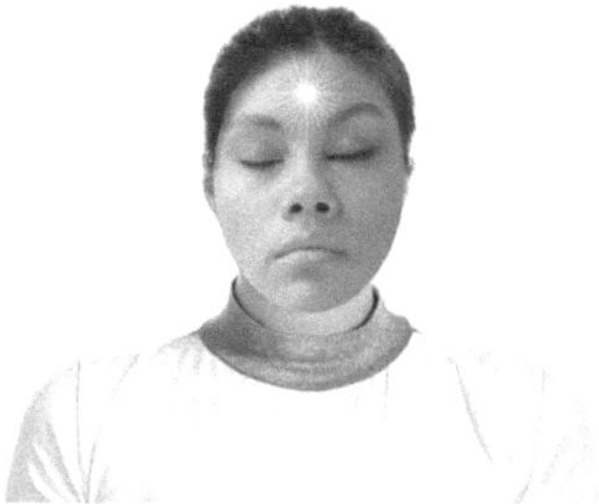

Meditazione [i41]

Efficacia delle strategie di prevenzione del blocco metabolico (senza HCG)

Impatto delle misure preventive sui comuni problemi di rallentamento metabolico durante una dieta non-HCG.

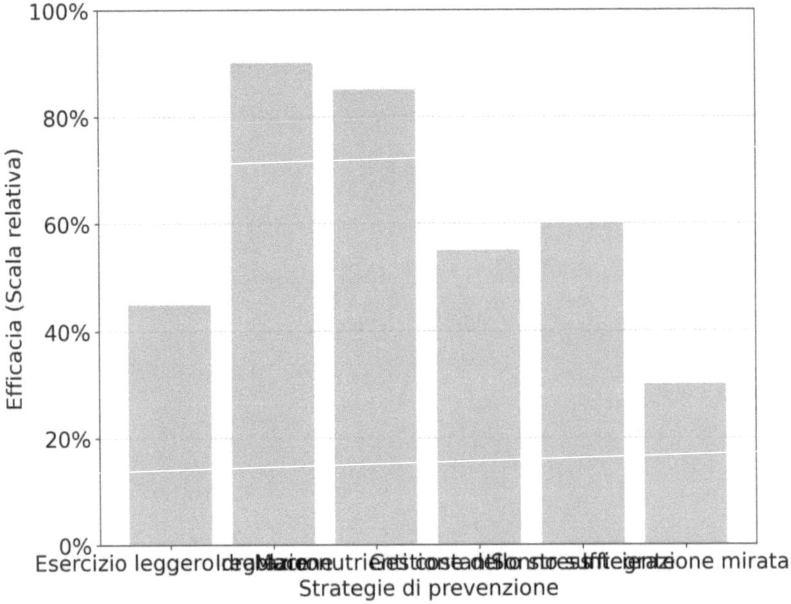

Ese: Esercizio leggero regolare

Int: Integrazione mirata

Son: Sonno sufficiente (7-9 ore)

Idr: Idratazione (2+ litri/giorno)

Mac: Macronutrienti costanti

Str: Tecniche di gestione dello stress

Il grafico evidenzia l'efficacia di varie strategie nella prevenzione del rallentamento metabolico durante una dieta non-HCG. L'idratazione e l'assunzione costante di macronutrienti sembrano essere particolarmente efficaci, suggerendo che svolgono un ruolo cruciale nel mantenimento della funzione metabolica. Sebbene la gestione dello stress e un sonno sufficiente mostrino effetti positivi, il loro impatto è meno pronunciato. Questi dati sottolineano l'importanza di un approccio olistico alla dieta, dando priorità non solo alle restrizioni dietetiche ma anche ai fattori dello stile di vita per prestazioni metaboliche ottimali.

Consigli concreti

- Aumenta la tua attività metabolica con bagni di piedi alternati, immergendo i piedi in acqua fredda e calda a turno.
- Integra l'"oil pulling" nella tua routine mattutina per disintossicare la cavità orale e supportare indirettamente il tuo metabolismo.
- Bevi acqua di zenzero con una spruzzata di limone e miele per stimolare il tuo metabolismo e rafforzare il tuo sistema immunitario.
- Spazzola il tuo corpo con una spazzola naturale prima della doccia, in direzione del cuore, per favorire la circolazione e il flusso linfatico.
- Sperimenta con il potere curativo delle spezie: aggiungi cannella al tuo caffè o curcuma alle tue verdure.
- Concediti una pentola di brodo vegetale fatto in casa per fornire al tuo corpo minerali essenziali e supportare la digestione.
- Respira consapevolmente e profondamente nel tuo addome per migliorare l'apporto di ossigeno alle tue cellule e attivare il tuo metabolismo.
- Crea rituali che supportino il tuo metabolismo, come una passeggiata mattutina o un bagno rilassante serale.
- Considera il tuo metabolismo come un alleato personale e prenditene cura con attenzione e rispetto.

Revisione - 4. Reset metabolico

Un ripristino del metabolismo, come quello perseguito da una cura metabolica senza HCG, offre l'opportunità di ottimizzare le funzioni del corpo e migliorare la salute in modo sostenibile. Non si tratta solo di perdita di peso, ma di un approccio olistico che considera la funzione epatica, la salute intestinale, la rigenerazione cellulare, l'equilibrio ormonale e la sensibilità all'insulina. Il successo dipende in gran parte dalla comprensione di queste complesse interrelazioni e dalla volontà di adattare le proprie abitudini di vita di conseguenza.

Iniziate con un'analisi della vostra situazione attuale. Analizzate le vostre abitudini alimentari, il vostro comportamento fisico, il ritmo del sonno e la gestione dello stress. Dove vedete potenziale di ottimizzazione? Un'alimentazione ricca di fibre, con molta frutta e verdura fresca, supporta sia il fegato che l'intestino. Integrare regolarmente l'attività fisica nella vostra routine quotidiana può migliorare la sensibilità all'insulina e stimolare la combustione dei grassi. Fate attenzione a dormire a sufficienza per stabilizzare il vostro equilibrio ormonale e prevenire attacchi di fame. Tecniche di rilassamento come lo yoga o la meditazione possono aiutarvi a ridurre lo stress e abbassare i livelli di cortisolo.

L'implementazione di un ripristino del metabolismo può comportare delle sfide. Rinunciare a determinati alimenti, integrare lo sport nella vita quotidiana e stabilire un ritmo di sonno regolare richiede disciplina e pianificazione. Siate consapevoli che si tratta di un processo che richiede tempo e pazienza. All'inizio potrebbero verificarsi lievi battute d'arresto. Non lasciatevi scoraggiare, ma concentratevi sui vostri obiettivi a lungo termine. Cercate supporto se necessario. Un nutrizionista può aiutarvi a creare un piano alimentare personalizzato, un personal trainer può supportarvi nella progettazione del vostro piano di allenamento.

Per beneficiare a lungo termine degli effetti positivi di un ripristino del metabolismo, dovreste integrare le conoscenze acquisite nella vostra vita quotidiana. Non considerate la cura come una misura a breve termine, ma come un'opportunità per cambiare in modo sostenibile le vostre abitudini di vita. Anche dopo il termine della cura, prestare attenzione a un'alimentazione equilibrata, a un'attività fisica regolare, a un sonno sufficiente e a una gestione efficace dello stress. In questo modo potrete supportare al meglio le vostre funzioni metaboliche e migliorare il vostro benessere.

Un ripristino del metabolismo è un investimento nella vostra salute. Con le giuste conoscenze, la necessaria disciplina e un atteggiamento positivo, potete attivare il vostro metabolismo, migliorare la vostra salute e sentirvi complessivamente meglio. Approfittate dell'opportunità di fare del bene al vostro corpo e ponete le basi per una vita sana e vitale.

5. Successo a lungo termine

Quante volte hai completato con successo una dieta, solo per ritrovarti mesi dopo al punto di partenza? Il percorso verso un peso corporeo sano assomiglia più a una maratona che a uno sprint: si tratta di cambiamenti duraturi piuttosto che di successi a breve termine. Un'attività metabolica ottimizzata costituisce la base per risultati sostenibili. Le pagine seguenti mostrano strategie collaudate con cui puoi garantire i tuoi successi in modo duraturo. Esploriamo insieme come rendere il tuo corpo un alleato efficiente nella lotta contro i chili di troppo.

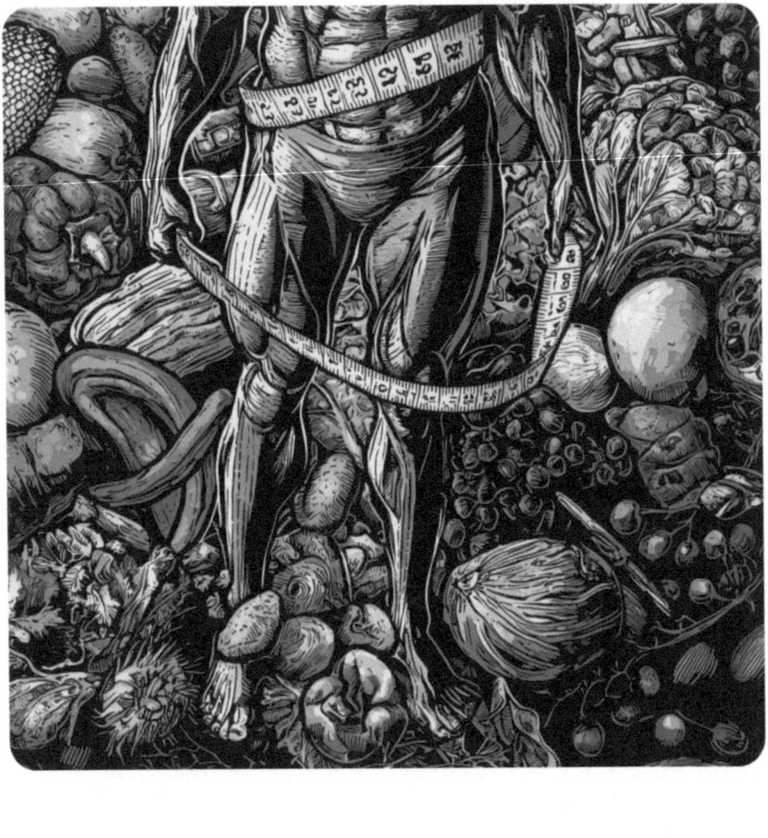

5. 1 Ottimizzazione del metabolismo

Il successo a lungo termine nella perdita di peso richiede più di una dieta a breve termine. Il corpo reagisce alla riduzione delle calorie con un consumo energetico ridotto, il che rende difficile mantenere il peso. Questa adattamento metabolico richiede un cambiamento sostenibile delle abitudini alimentari e di esercizio fisico per preservare la massa corporea magra e stimolare il metabolismo. La capacità del corpo di passare in modo flessibile tra diverse fonti di energia (flessibilità metabolica) gioca un ruolo cruciale. Un metabolismo efficiente, che utilizza in modo ottimale sia il glucosio che gli acidi grassi, è la chiave per una perdita di peso duratura e una salute sostenibile. Scoprite in questo capitolo come ottimizzare il vostro metabolismo attraverso strategie mirate e attivare naturalmente la vostra combustione dei grassi.

Un'ottimizzazione sostenibile del metabolismo si ottiene attraverso la combinazione di un'alimentazione adeguata, un'attività fisica regolare e lo sviluppo di una condizione metabolica flessibile che consente al corpo di passare in modo efficiente tra diverse fonti di energia.

Cambiamento permanente

Un'ottimizzazione del metabolismo duratura senza HCG richiede cambiamenti sostenibili nello stile di vita. Non si tratta solo di diete a breve termine, ma di un adattamento a lungo termine dell'alimentazione e dell'attività fisica [s65]. Il corpo reagisce alla restrizione calorica con una diminuzione del consumo energetico [s66] [s65]. Questo adattamento metabolico influisce sul mantenimento del peso a lungo termine, poiché il corpo cerca di risparmiare energia. Per contrastare ciò, è importante mantenere la massa corporea magra, poiché questa influisce sul consumo energetico [s65]. Un modo per influenzare positivamente il metabolismo a lungo termine è il digiuno intermittente [s67]. Limitando temporalmente l'assunzione di cibo, si aumenta la flessibilità metabolica e il corpo impara a utilizzare i grassi come fonte di energia [s67]. Paragonato a un'auto ibrida che alterna tra benzina ed elettricità, il corpo impara a passare in modo più efficiente tra diverse fonti di energia. Le varie metodologie di digiuno, come il pasto a tempo limitato, promuovono anche un sano ritmo circadiano, che è importante per l'equilibrio metabolico [s67]. Il digiuno intermittente può migliorare la insulinempfindlichkeit e ridurre il rischio di sindromi metaboliche [s67]. È spesso più facile da integrare nella vita quotidiana rispetto a rigidi piani dietetici, il che favorisce l'aderenza a lungo termine [s67]. Oltre all'alimentazione, anche il comportamento motorio gioca un ruolo importante [s66]. L'attività fisica regolare aiuta ad aumentare il consumo energetico e a mantenere la massa corporea magra. Anche dopo aver raggiunto il peso desiderato, rimangono adattamenti metabolici che possono rendere difficile un nuovo aumento di peso [s66]. Questi cambiamenti persistenti nel metabolismo possono persino prevedere il ritorno a un peso maggiore [s66]. Cambiamenti ormonali, come una ridotta insulinsekretion, contribuiscono a questo adattamento [s66]. Per avere successo a lungo termine, è importante considerare le esigenze

individuali e lo stile di vita [s65]. Una combinazione di restrizione calorica, attività fisica regolare e un adattamento a lungo termine dello stile di vita è fondamentale per un'ottimizzazione duratura del metabolismo.

Utile sapere

Adattamento metabolico
Il corpo adatta il suo metabolismo a condizioni cambiate, ad esempio attraverso una riduzione dell'assunzione calorica. Questo può portare a un consumo energetico inferiore e rendere più difficile la perdita di peso.

Flessibilità metabolica
La capacità del corpo di passare tra diverse fonti di energia, come carboidrati e grassi. Una maggiore flessibilità metabolica supporta il controllo del peso e la salute generale.

Digiuno intermittente
Uno stile alimentare con finestre di assunzione di cibo limitate nel tempo e fasi più lunghe senza assunzione calorica. Può promuovere la combustione dei grassi e migliorare la sensibilità all'insulina.

Massa corporea magra
Indica il peso corporeo senza grasso corporeo. Una maggiore percentuale di massa corporea magra, in particolare muscoli, aumenta il metabolismo basale e supporta la regolazione del peso.

metabolische_flexibilitaet

La flessibilità metabolica descrive la capacità del corpo di passare in modo efficiente tra diverse fonti di energia – principalmente glucosio e acidi grassi – a seconda della disponibilità e del fabbisogno. Un metabolismo altamente flessibile può passare rapidamente e senza problemi dalla combustione dei carboidrati a quella dei grassi quando il glucosio scarseggia, ad esempio durante il digiuno o l'attività fisica. Questa adattabilità non è solo rilevante per il controllo del peso, ma anche per la salute generale e le prestazioni. Un metabolismo flessibile può contribuire a mantenere stabili i livelli di zucchero nel sangue e ottimizzare la secrezione di insulina. Un metabolismo rigido, invece, che si basa principalmente sul glucosio come fonte di energia, può portare a insulinresistenz, aumento di peso e un rischio maggiore di malattie metaboliche. [s68] Le cellule tumorali mostrano una forma particolare di flessibilità metabolica che consente loro di utilizzare sia il glucosio che altri nutrienti per la loro crescita. Questa flessibilità rende difficile il trattamento del cancro, poiché le cellule possono adattare rapidamente il loro metabolismo per eludere le terapie mirate a bloccare specifici percorsi metabolici. [s68] La ricerca sta lavorando a strategie per ostacolare questa adattabilità delle cellule tumorali e sviluppare così nuovi approcci terapeutici. Per un metabolismo sano nella vita quotidiana, è utile dare al corpo la possibilità di passare regolarmente alla combustione dei grassi. Ciò può essere ottenuto attraverso fasi prolungate senza assunzione di cibo, come nel digiuno intermittente, o attraverso una dieta ridotta in carboidrati. Adattandosi a diverse fonti di energia, si allena la flessibilità metabolica e si promuove la combustione dei grassi. Chi, ad esempio, dopo cena evita gli spuntini fino alla colazione del giorno successivo, offre al corpo l'opportunità di bruciare più grassi durante la notte. Questo supporta il controllo del peso e migliora la salute metabolica.

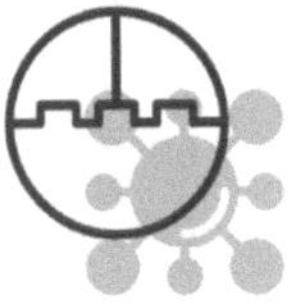

Utile sapere

Acidi grassi

Durante una cura metabolica senza HCG, gli acidi grassi fungono da principale fonte di energia. L'aumento della combustione dei grassi contribuisce alla riduzione del peso.

Digiuno intermittente

Il digiuno intermittente può promuovere la flessibilità metabolica e supportare la combustione dei grassi durante una cura metabolica senza HCG, offrendo al corpo fasi più lunghe senza assunzione di carboidrati.

Flessibilità Metabolica senza HCG

Flessibilità metabolica tra diversi rapporti di assunzione di macronutrienti.

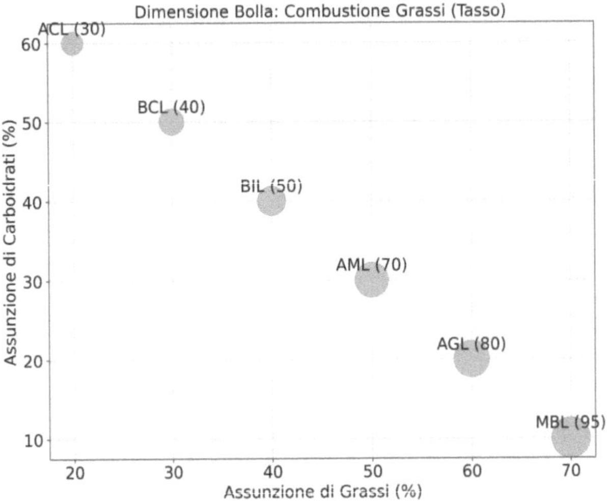

Blasengröße: Combustione dei Grassi (Tasso)

ACL: Alto Contenuto di Carboidrati, Basso Contenuto di Grassi

AGL: Alto Contenuto di Grassi, Basso Contenuto di Carboidrati

AML: Assunzione Moderata di Grassi, Basso Contenuto di Carboidrati

BCL: Basso Contenuto di Carboidrati, Assunzione Moderata di Grassi

BIL: Bilanciato

MBL: Molto Basso Contenuto di Carboidrati

Gli individui con un'elevata assunzione di carboidrati tendono ad avere una minore capacità di bruciare i grassi, mentre quelli con un'elevata assunzione di grassi dimostrano una maggiore flessibilità. Un'assunzione moderata di proteine sembra supportare la flessibilità metabolica in vari rapporti di macronutrienti. Gli individui con un'assunzione molto bassa di carboidrati e un'assunzione moderata di grassi sembrano avere la più alta flessibilità metabolica.

Efficienza del metabolismo

L'efficienza del metabolismo descrive quanto efficacemente il corpo estrae energia dai nutrienti e la utilizza per le sue funzioni. Un metabolismo efficiente consuma meno energia per la stessa prestazione e può immagazzinare più facilmente l'energia in eccesso, spesso sotto forma di grasso [s69]. Questo può rendere più difficile la perdita di peso, poiché il corpo gestisce le calorie in modo più parsimonioso. Al contrario, una minore efficienza significa che viene bruciata più energia, anche a riposo. L'efficienza del metabolismo è influenzata da vari fattori, tra cui predisposizione genetica, regolazione ormonale, composizione della massa corporea (rapporto muscolo-grasso) e la capacità del corpo di passare tra diversi combustibili, principalmente glucosio e acidi grassi [s70]. Questa flessibilità, nota come metabolische_flexibilitaet, consente a un metabolismo efficiente di passare rapidamente tra combustione di carboidrati e grassi a seconda delle necessità e della disponibilità. Un'alta sensibilità all'insulina è correlata a una migliore efficienza metabolica e a una maggiore connessione tra la variazione del quoziente respiratorio (RQ) e gli acidi grassi circolanti [s70]. Il RQ indica il rapporto tra ossigeno consumato e anidride carbonica prodotta e fornisce indicazioni sul tipo di combustibile energetico utilizzato. Ad esempio, bere bevande contenenti caffeina può aumentare il consumo energetico a riposo, specialmente se si è allenati [s71]. La caffeina aumenta la mobilizzazione dei lipidi, probabilmente attraverso un aumento del rilascio di epinefrina e la successiva ossidazione dei lipidi [s71]. Questo effetto è più pronunciato negli allenati rispetto ai non allenati [s71]. Un altro fattore che influisce sull'efficienza del metabolismo è la reazione del corpo alla mancanza di ossigeno (ipossia). Il fegato può mantenere l'omeostasi metabolica durante l'ipossia a breve termine aumentando temporaneamente la capacità delle catene respiratorie e adattando il metabolismo lipidico [s72]. Questi adattamenti mostrano

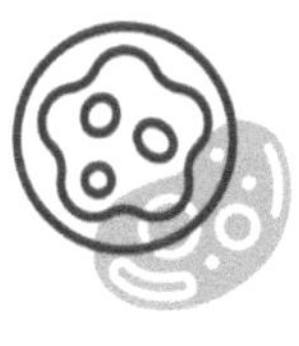

quanto sia complesso e adattabile il metabolismo per garantire l'approvvigionamento energetico anche in condizioni difficili. È importante comprendere che un'alta efficienza metabolica, sebbene possa rendere più difficile la perdita di peso, non è di per sé negativa. Essa è un segno di un metabolismo ben funzionante, capace di utilizzare le risorse in modo efficace.

Utile sapere

Omeostasi metabolica

L'omeostasi metabolica si riferisce alla capacità del corpo di mantenere un ambiente interno stabile in relazione al metabolismo. Una dieta metabolica senza HCG mira a supportare e ottimizzare l'omeostasi metabolica stimolando il corpo a utilizzare i grassi come principale fonte di energia e migliorando la sensibilità all'insulina.

Quoziente respiratorio (RQ)

Il quoziente respiratorio (RQ) è una misura del rapporto tra anidride carbonica emessa e ossigeno assorbito. Fornisce indicazioni su quali nutrienti il corpo utilizza principalmente per la produzione di energia. Un RQ vicino a 1 indica combustione di carboidrati, mentre un RQ vicino a 0,7 indica combustione di grassi. Nel contesto di una dieta metabolica senza HCG, il RQ può servire come indicatore della flessibilità metabolica e del successo della modifica alimentare.

Confronto dell'efficienza metabolica (senza HCG)

Efficienza relativa delle diverse strategie di ottimizzazione metabolica

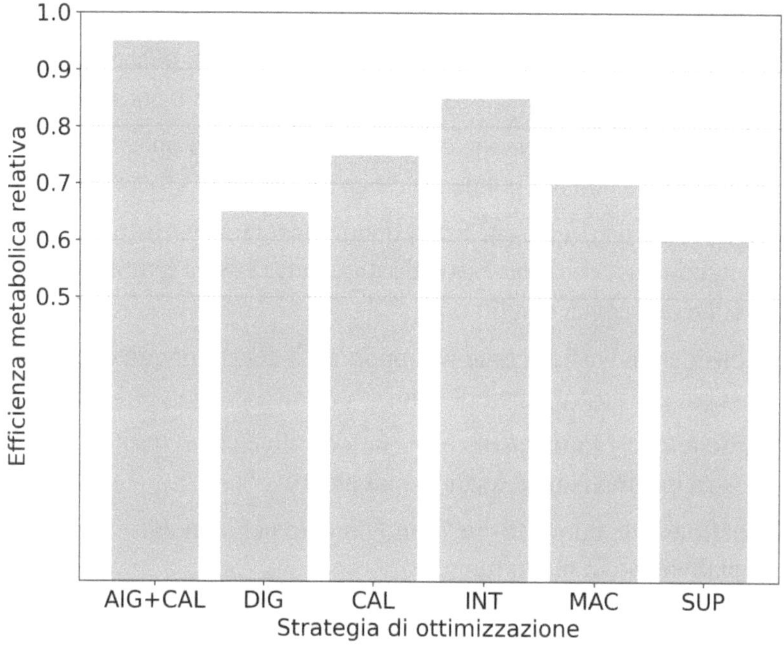

AIG+CAL: Restrizione calorica + Esercizio fisico

CAL: Restrizione calorica

DIG: Esercizio fisico

INT: Digiuno intermittente

MAC: Aggiustamento dei macronutrienti

SUP: Integrazione

La restrizione calorica combinata con l'esercizio fisico mostra la più alta efficienza metabolica, seguita dal digiuno intermittente. Mentre l'integrazione e gli aggiustamenti dei macronutrienti offrono qualche miglioramento, sono meno efficaci dei cambiamenti dello stile di vita. Ciò suggerisce che concentrarsi sul bilancio energetico e sull'attività fisica sono fondamentali per massimizzare l'efficienza metabolica.

Consigli concreti

- Collegate il vostro metabolismo a esperienze positive: godetevi consapevolmente l'energia dopo un pasto sano o la calma dopo un allenamento.
- Immaginate il vostro metabolismo come un sistema dinamico che potete influenzare positivamente attraverso decisioni consapevoli.
- Allenate la vostra percezione sensoriale per i cibi: concentratevi sul gusto e sulla consistenza per mangiare in modo più consapevole.
- Create una rete di persone che supportano i vostri obiettivi metabolici e con cui potete scambiare esperienze.
- Sviluppate un rituale che attivi quotidianamente il vostro metabolismo, come un esercizio di respirazione al mattino o un bicchiere d'acqua con limone.
- Considerate le sfide come un'opportunità per rafforzare e rendere più resiliente il vostro metabolismo.
- Riflettete regolarmente su quali fattori influenzano positivamente il vostro metabolismo e quali lo rallentano.
- Sperimentate nuove forme di movimento per stimolare il vostro metabolismo in modo ludico.
- Celebrate i vostri successi, per quanto piccoli, e così rafforzate la vostra motivazione per un'ottimizzazione metabolica a lungo termine.
- Visualizzate il vostro obiettivo di un metabolismo ottimale e sentite l'energia positiva che ne deriva.
- Integrate i principi dell'ottimizzazione metabolica in tutti gli ambiti della vita, dall'alimentazione al movimento fino al relax.
- Sviluppate un atteggiamento positivo verso il vostro corpo e fidatevi della sua capacità di autoregolazione.

5. 2 Gestione del peso

Il successo a lungo termine nella gestione del peso richiede più di semplici diete a breve termine. Si tratta di regolare il peso corporeo in modo sostenibile e allo stesso tempo mantenere la massa muscolare. Questo rappresenta una sfida per molti, poiché il metabolismo, l'equilibrio ormonale e le esigenze individuali giocano un ruolo cruciale. Il mantenimento della massa muscolare è essenziale, poiché i muscoli aumentano il metabolismo basale e supportano la combustione dei grassi. Allo stesso tempo, è importante ottimizzare il metabolismo e ridurre efficacemente le riserve di grasso. Continua a leggere per scoprire come ottenere successi a lungo termine attraverso una gestione mirata del peso e migliorare la tua salute in modo sostenibile.

La gestione del peso sostenibile richiede la combinazione di una dieta sana, esercizio fisico regolare e l'ottimizzazione dei processi metabolici come la combustione dei grassi e il mantenimento della massa muscolare.

Combustione dei grassi

La combustione dei grassi, il processo in cui i trigliceridi immagazzinati vengono scomposti in acidi grassi liberi e glicerolo e utilizzati per la produzione di energia, è un processo complesso regolato dall'equilibrio ormonale. Un aspetto importante è il "metabolische_schalter", che cambia il corpo dall'utilizzo del glucosio alla combustione dei grassi. Questo interruttore si attiva quando le riserve di glicogeno, la principale fonte di energia del corpo, sono esaurite. Ciò avviene tipicamente dopo 12-36 ore senza assunzione di cibo, aumentando così la lipolisi, il rilascio di acidi grassi dal tessuto adiposo [s73]. Il intermittierendes_fasten può sfruttare questo processo in modo mirato e promuovere la combustione dei grassi. È importante notare che questo approccio, simile a una riduzione continua delle calorie, supporta la perdita di grasso e può anche promuovere il mantenimento della massa muscolare [s73]. Ad esempio, una persona che pratica il digiuno intermittente può aumentare la combustione dei grassi attivando l'interruttore metabolico, senza perdere massa muscolare significativa. Oltre alla dieta, anche i fattori ormonali e lo stato di salute generale influenzano la combustione dei grassi. Nelle donne con sindrome dell'ovaio policistico (PCOS), il sovrappeso è spesso associato a disturbi metabolici e problemi riproduttivi [s74]. Una moderata perdita di peso del 5-10% può già avere effetti positivi sul ciclo mestruale e migliorare le funzioni metaboliche [s74]. Nell'ambito di un intervento sullo stile di vita, che include non solo cambiamenti nella dieta ma anche esercizio fisico regolare, è possibile non solo ridurre l'indice di androgeni liberi (FAI), ma anche migliorare il profilo lipidico e aumentare la insulinempfindlichkeit [s75]. Questi miglioramenti contribuiscono a ridurre il rischio di malattie cardiovascolari e diabete [s74]. Una perdita di peso lenta e controllata è quindi non solo più efficace, ma anche più sana. Una perdita di peso troppo rapida, ad esempio, superiore al 5-10% del peso corporeo in sei

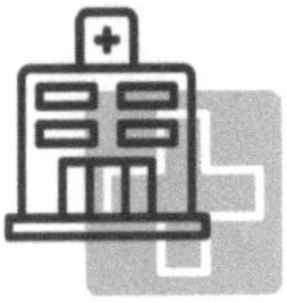

mesi, può favorire la formazione di calcoli biliari, soprattutto nelle donne [s76]. Una dieta equilibrata, esercizio fisico regolare e una gestione del peso sana sono quindi fondamentali per una combustione ottimale dei grassi e il benessere generale. Combinando queste misure, è possibile influenzare positivamente sia i processi metabolici che ormonali e minimizzare i rischi per la salute.

Utile sapere

Sindrome dell'ovaio policistico (PCOS)

La PCOS è un disturbo ormonale che si verifica nelle donne in età fertile. Una cura metabolica senza HCG può contribuire a migliorare i disturbi metabolici e i problemi di peso associati alla PCOS.

Fonti di Energia per la Combustione dei Grassi

Fonti di energia primarie durante una dieta metabolica (senza HCG).

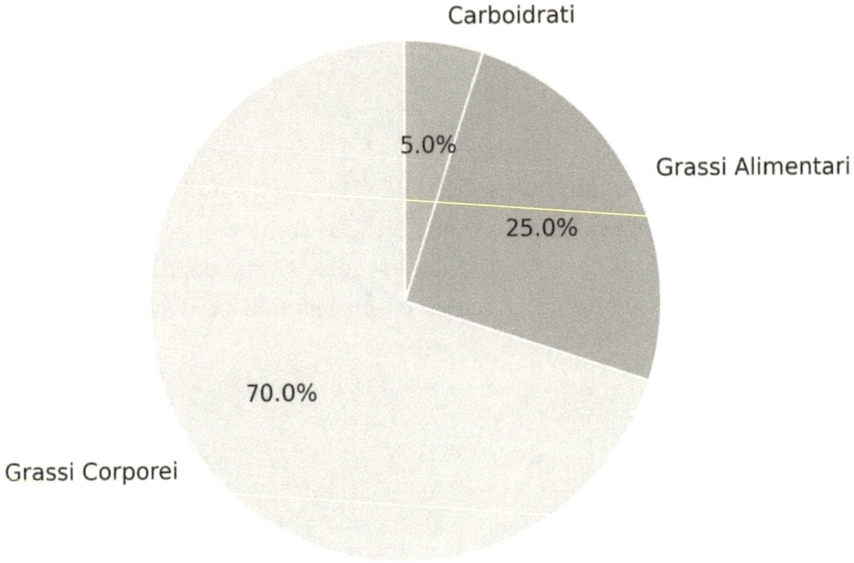

- CAR: Carboidrati
- DF: Grassi Alimentari
- FAT: Grassi Corporei

Questo grafico evidenzia la dipendenza del corpo dai grassi immagazzinati come principale fonte di energia durante una dieta metabolica senza HCG. Mentre i grassi alimentari contribuiscono, la porzione significativamente maggiore proveniente dai grassi immagazzinati dimostra l'efficacia di questo approccio nel promuovere la perdita di peso. Il piccolo contributo dei carboidrati suggerisce una ridotta dipendenza dagli zuccheri per l'energia.

Mantenimento della massa muscolare

Mantenere i muscoli è importante durante una riduzione del peso, poiché il tessuto muscolare consuma più energia rispetto al tessuto adiposo. Un maggiore apporto muscolare aumenta quindi il grundumsatz, facilitando il controllo del peso a lungo termine. [s77] Per minimizzare la perdita di massa muscolare durante una dieta ipocalorica, è essenziale un adeguato apporto proteico. Gli anziani necessitano di circa 1,0-1,2 grammi di proteine per chilogrammo di peso corporeo al giorno per mantenere la massa muscolare. Pertanto, una persona di 70 kg ha bisogno di 70-84 grammi di proteine al giorno. La distribuzione dell'apporto proteico durante la giornata – idealmente su più pasti più piccoli – ottimizza la sintesi proteica muscolare. [s77] Oltre all'apporto proteico, il intermittierendes_fasten può supportare il mantenimento della massa muscolare stimolando il corpo a utilizzare acidi grassi e chetoni come fonte di energia. [s78] Questo cambiamento metabolico non solo promuove la combustione dei grassi, ma mantiene anche la funzione delle cellule muscolari durante periodi prolungati senza assunzione di cibo. I trigliceridi immagazzinati nelle cellule muscolari fungono da ulteriore fonte di energia. [s78] Combinando un adeguato apporto proteico con il digiuno intermittente, è possibile ottimizzare il mantenimento della massa muscolare durante una riduzione del peso e influenzare positivamente il metabolismo.

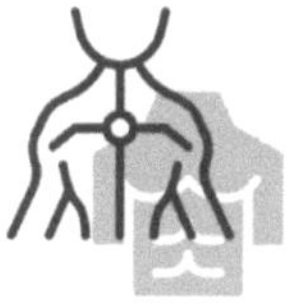

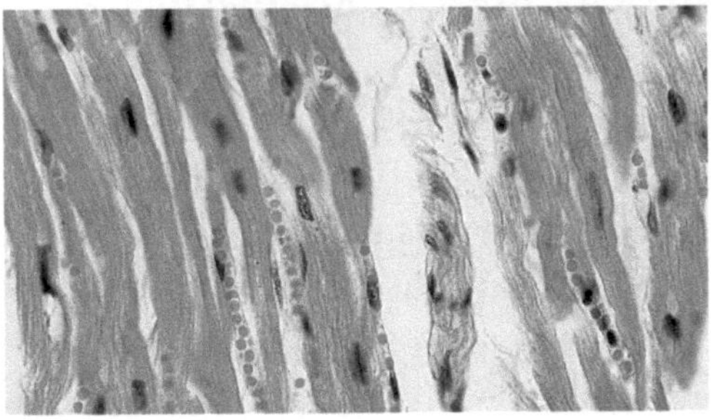

tessuto muscolare [i42]

Cambiamento metabolico

Un cambiamento metabolico si riferisce a una modifica del modo in cui il corpo ottiene e utilizza l'energia. Nel contesto di una dieta metabolica senza HCG, un cambiamento metabolico può essere raggiunto attraverso una combinazione di modifiche dietetiche (ad esempio, a basso contenuto di carboidrati) e digiuno intermittente. L'obiettivo è indurre il corpo a utilizzare maggiormente i grassi come fonte di energia.

Sintesi proteica muscolare

La sintesi proteica muscolare è il processo attraverso il quale il corpo costruisce nuove proteine nei muscoli. Un adeguato apporto proteico e un allenamento regolare stimolano questo processo. In una dieta metabolica senza HCG, la sintesi proteica muscolare è importante per prevenire la perdita muscolare durante la riduzione del peso e mantenere la massa muscolare.

Trigliceridi

I trigliceridi sono la forma più comune di grasso nel corpo e fungono da riserva energetica. Si trovano nel sangue e nel tessuto adiposo. Nel contesto di una dieta metabolica senza HCG, i trigliceridi immagazzinati nelle cellule muscolari possono essere utilizzati come fonte di energia, specialmente durante il digiuno intermittente.

Strategie metaboliche

Influenza sul mantenimento muscolare

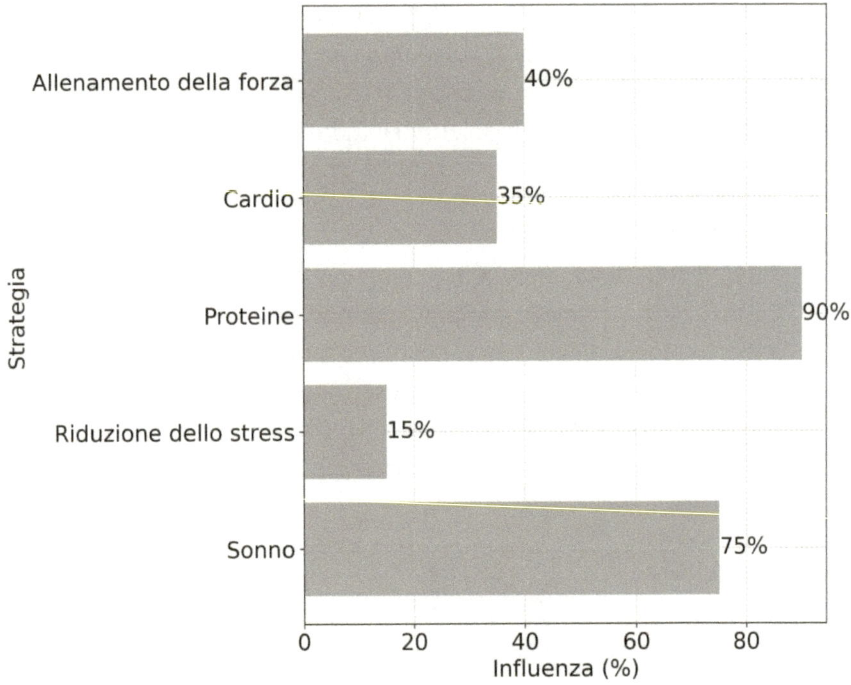

CAR: Cardio

PRO: Proteine

STR: Riduzione dello stress

KRA: Allenamento della forza

SCH: Sonno

Il diagramma a barre orizzontale visualizza l'influenza relativa di diverse strategie sul mantenimento muscolare durante una dieta metabolica senza HCG. Un maggiore apporto proteico mostra l'effetto più forte, seguito dall'allenamento di forza. Un sonno sufficiente e la riduzione dello stress contribuiscono anche, sebbene in misura minore, al mantenimento muscolare. Il cardio ha la minore influenza.

Consigli concreti

- Trova il tuo ritmo personale per il movimento e i pasti e mantienilo con coerenza per supportare il tuo corpo nel suo equilibrio naturale.
- Trasforma i tuoi pasti in piccole opere d'arte, sperimentando con colori, forme e sapori, stimolando così i tuoi sensi e il tuo metabolismo.
- Sviluppa una sensibilità per il linguaggio del tuo corpo: impara a distinguere la fame dall'appetito e rispondi consapevolmente ai segnali del tuo metabolismo.
- Crea un'oasi di benessere nella tua casa, dove puoi rilassarti e gustare i tuoi pasti in tranquillità, per favorire la digestione e il metabolismo.
- Considera la gestione del peso come un'avventura, in cui conosci sempre meglio il tuo corpo e le sue esigenze.
- Trasforma la tua quotidianità in un laboratorio di movimento e scopri in modo ludico nuove possibilità per stimolare il tuo metabolismo, come ballare mentre cucini o mantenere l'equilibrio durante il tragitto per il lavoro.
- Lasciati ispirare dalla natura e integra le stagioni nella tua gestione del peso: mangia cibi leggeri e rinfrescanti in estate e piatti caldi e nutrienti in inverno.
- Celebra i piccoli successi nel tuo percorso verso il peso desiderato con un rituale che ti porta gioia, come un bagno rilassante o un buon libro.
- Considera i passi indietro come preziose lezioni e usali per adattare le tue strategie e raggiungere i tuoi obiettivi a lungo termine.
- Circondati di persone che ti sostengono nella gestione del peso e ti donano energia positiva.

5. 3 Adattamento dello stile di vita

Il successo a lungo termine nella dieta metabolica richiede cambiamenti sostenibili nello stile di vita. Sonno, gestione dello stress e modelli comportamentali influenzano ormoni, processi metabolici e, in ultima analisi, il successo dei vostri sforzi. Questi fattori possono portare a un aumento di peso, voglie e problemi metabolici se non sono in equilibrio. Un cambiamento di successo richiede modifiche durature e l'integrazione di nuove abitudini nella vita quotidiana. Questo presenta sfide per molti, ma offre anche l'opportunità di avere più energia, una salute migliore e un benessere aumentato. Pronto a influenzare positivamente il tuo metabolismo e la tua vita a lungo termine? Continua a leggere e scopri come ottimizzare questi fattori importanti.

Il successo sostenibile nel cambiamento dello stile di vita e nella regolazione del peso si basa sulla combinazione di un sonno adeguato, gestione dello stress e l'instaurazione di nuove abitudini attraverso la motivazione intrinseca, obiettivi realistici e supporto sociale.

Ottimizzazione del sonno

Il sonno è essenziale per un metabolismo funzionante. Influenza gli ormoni e i processi metabolici, che sono decisivi per la regolazione del peso e la salute generale [s79]. Un'interruzione di questi processi può portare a vari problemi, come obesità, diabete e resistenza all'insulina [s79]. Gli ormoni Leptina e ghrelin, che regolano l'appetito, sono direttamente influenzati dalla mancanza di sonno. La leptina segnala al cervello sazietà, mentre la grelina stimola la fame. Una carenza di sonno può abbassare i livelli di leptina e aumentare i livelli di grelina, portando a una maggiore sensazione di fame e a un aumento dell'assunzione calorica. Questo squilibrio ormonale può favorire un aumento di peso e problemi metabolici. Chi, ad esempio, dorme solo poche ore di notte, potrebbe avvertire durante il giorno voglie di cibi ad alto contenuto calorico. Un ritmo sonno-regolare supporta la produzione ormonale naturale e aiuta a evitare attacchi di fame. Oltre alla leptina e alla grelina, il sonno influisce anche sui livelli di cortisolo. Il cortisolo è un ormone dello stress che, in quantità elevate, può portare a un aumento dell'accumulo di grasso addominale. La mancanza cronica di sonno aumenta i livelli di cortisolo, il che può avere effetti negativi sul metabolismo e sul peso a lungo termine. La qualità del sonno influisce anche sulla tolleranza al glucosio, ovvero la capacità del corpo di trasportare lo zucchero dal sangue alle cellule. I disturbi del sonno possono compromettere la tolleranza al glucosio e aumentare il rischio di diabete di tipo 2. In particolare, il sonno profondo, noto anche come Slow-Wave-Sleep, è importante per l'omeostasi del glucosio, cioè il mantenimento di un livello stabile di zucchero nel sangue [s79]. Anche i circadianen_rhythmen, il nostro orologio biologico interno, sono strettamente legati al sonno e al metabolismo [s79]. Questi ritmi controllano diverse funzioni corporee, inclusa la produzione ormonale e il metabolismo. Il lavoro a turni o orari di sonno irregolari possono disturbare i ritmi circadiani e influenzare la

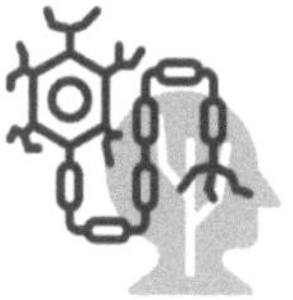

produzione di melatonina e cortisolo [s79]. La melatonina è un ormone che regola il ciclo sonno-veglia. Un ritmo di melatonina disturbato può portare a problemi di sonno e disturbi metabolici. Per minimizzare gli effetti negativi, è utile prestare attenzione a mantenere un ritmo sonno-regolare anche durante il lavoro a turni e ottimizzare l'igiene del sonno. Ciò significa creare un ambiente di sonno buio e tranquillo, evitare caffeina e alcol prima di coricarsi e mantenere orari di sonno regolari. Queste misure possono contribuire a sostenere i ritmi circadiani naturali e influenzare positivamente il metabolismo.

Ottimizzazione del sonno per l'equilibrio metabolico

Distribuzione ideale della fase del sonno per la salute metabolica.

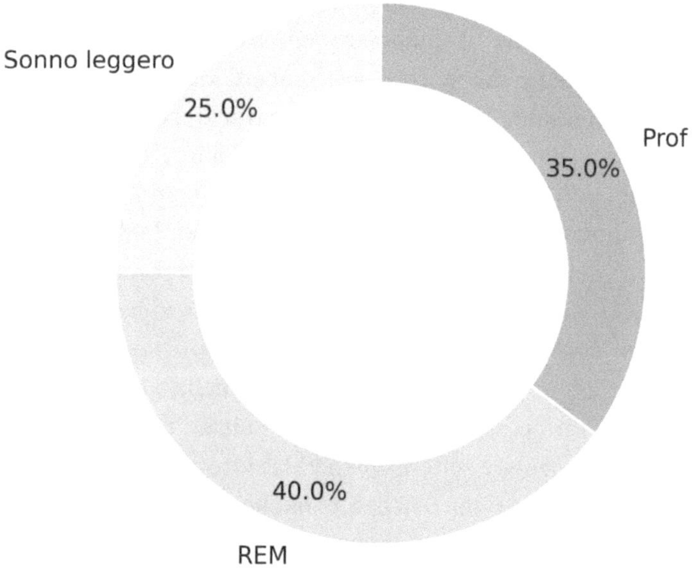

- Prof: Sonno profondo
- REM: Sonno REM
- SL: Sonno leggero

Dare priorità al sonno profondo e REM è fondamentale per la funzione metabolica e la regolazione ormonale. Mentre il sonno leggero è importante per la transizione tra le fasi, una porzione significativa di sonno profondo e REM garantisce un riposo ristoratore e processi metabolici ottimali. Questa distribuzione riflette l'enfasi su queste fasi critiche del sonno per una migliore salute metabolica durante un programma metabolico non-HCG.

Riduzione dello stress

Lo stress non influisce solo sul benessere emotivo, ma anche sull'equilibrio ormonale e sui processi metabolici. [s80] Lo stress cronico può portare a un aumento della secrezione di cortisolo, che influisce sull'appetito e sul metabolismo dei grassi, favorendo l'aumento di peso, specialmente nella zona addominale. [s80] Anche il mangiare emotivo, in cui il cibo viene utilizzato per affrontare lo stress, può rendere difficile la regolazione del peso. [s80] Pertanto, le strategie per la riduzione dello stress sono importanti durante una cura metabolica. Tra l'altro, l'allenamento alla consapevolezza può aiutare a riconoscere e modificare schemi di pensiero e comportamento sfavorevoli legati al cibo. [s80] Attraverso la consapevolezza delle emozioni e dei segnali corporei, si impara a reagire in modo diverso allo stress, invece di mangiare. Esercizi di consapevolezza, come la concentrazione sul respiro o una meditazione di scansione corporea, possono essere integrati nella vita quotidiana. La combinazione della consapevolezza con altre misure della cura metabolica può aumentare ulteriormente la loro efficacia. [s80] Oltre alla consapevolezza, l'attività fisica e tecniche di rilassamento come lo yoga, il rilassamento muscolare progressivo o autogenes_training sono utili per ridurre lo stress e migliorare il benessere generale. [s81] Integrare sessioni di movimento regolari e fasi di rilassamento nella propria vita quotidiana può ridurre lo stress e supportare positivamente la cura metabolica. [s82] Il rilassamento ha un effetto positivo sui livelli di cortisolo e sulla qualità del sonno, il che a sua volta favorisce il metabolismo e la regolazione del peso. [s82]

Rilassamento muscolare progressivo

Nel rilassamento muscolare progressivo, diversi gruppi muscolari vengono contratti e poi rilassati uno dopo l'altro. Questa tecnica aiuta a sciogliere la tensione fisica che può derivare dallo stress. Uno stato corporeo rilassato ha un effetto positivo sul metabolismo e sull'equilibrio ormonale.

Allenamento alla consapevolezza

L'allenamento alla consapevolezza aiuta a percepire e modificare le abitudini alimentari in modo più consapevole. Supporta la gestione del mangiare emotivo e aiuta a evitare le crisi di fame, favorendo la regolazione del peso durante la cura metabolica.

Cortisol

Il cortisolo è un ormone vitale che gioca un ruolo importante nella cura metabolica senza HCG. Un livello di cortisolo costantemente elevato può influenzare negativamente il metabolismo e rendere difficile la perdita di peso. Pertanto, la gestione dello stress è una parte importante del cambiamento dello stile di vita.

Efficacia delle tecniche di riduzione dello stress

Confronto tra i metodi di riduzione dello stress

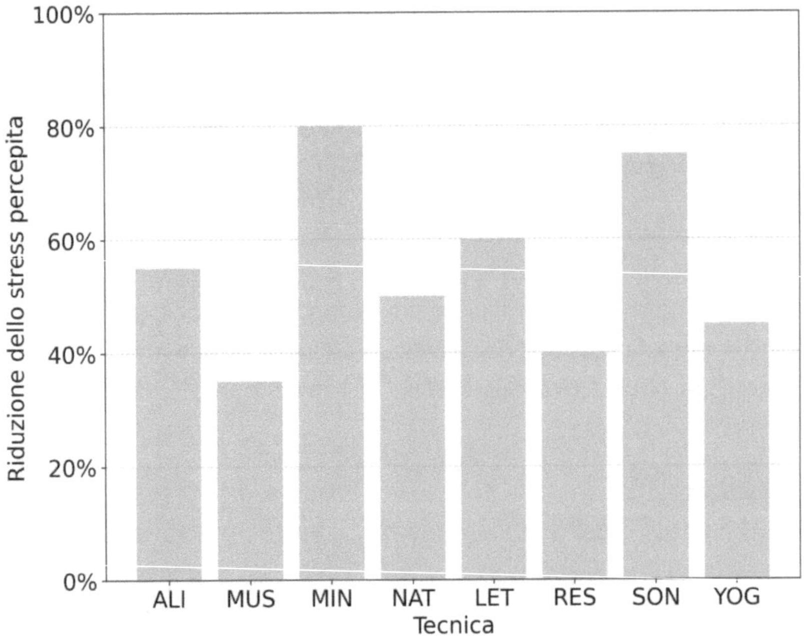

ALI: Alimentazione sana

MIN: Mindfulness

NAT: Tempo nella natura

SON: Sonno adeguato

LET: Lettura

MUS: Musica

RES: Respirazione profonda

YOG: Yoga

Questo grafico evidenzia la diversa efficacia delle diverse tecniche di riduzione dello stress. La mindfulness e lo yoga mostrano il più alto potenziale per la riduzione dello stress, suggerendo che potrebbero essere particolarmente utili per le persone che cercano un sollievo significativo dallo stress. Mentre tecniche come la respirazione profonda e il trascorrere del tempo nella natura offrono una riduzione moderata dello stress, possono comunque essere strumenti preziosi. È importante ricordare che le risposte individuali alle tecniche di riduzione dello stress variano e trovare la giusta combinazione è la chiave per una gestione efficace dello stress.

Cambiamento comportamentale

Il cambiamento comportamentale è la chiave per un adattamento sostenibile dello stile di vita e, quindi, per il successo di una cura del metabolismo senza HCG. Non si tratta solo di modificare temporaneamente le abitudini alimentari e di movimento, ma di stabilire nuove abitudini che portino a uno stile di vita più sano a lungo termine. Un aspetto importante è la motivazione. Questa dovrebbe essere intrinseca, cioè provenire da un impulso personale, per poter avere un effetto duraturo. Trovi le sue ragioni personali per il cambiamento: che si tratti di più energia, salute migliorata o un benessere aumentato. Questa motivazione intrinseca la aiuterà a rimanere motivato anche nei momenti difficili. [s83] Un altro punto è l'autoefficacia, cioè la convinzione di poter realizzare i cambiamenti desiderati. Si fissi obiettivi realistici e suddivida i progetti più grandi in passi più piccoli e facilmente raggiungibili. Ogni passo completato con successo rafforza la sua fiducia in sé e aumenta la motivazione. Documenti i suoi progressi: un ernaehrungstagebuch o un'app possono aiutarla a rendere visibili i suoi successi e a seguire il suo percorso. L'integrazione dei nuovi comportamenti nella vita quotidiana è fondamentale per il successo a lungo termine. Colleghi le nuove abitudini con routine già esistenti. Se, ad esempio, ogni mattina dopo essersi alzato beve un bicchiere d'acqua, può subito dopo eseguire i suoi nuovi esercizi per cinque minuti. In questo modo, ancorerà la nuova attività nella sua routine quotidiana. Il supporto sociale da parte di familiari e amici può anche rafforzare la motivazione e facilitare il processo di cambiamento. Cerchi alleati che la supportino e con cui possa condividere le sue esperienze. Anche lo scambio con altri che perseguono obiettivi simili offre motivazione e supporto preziosi. Non esiti a chiedere supporto professionale se sente di non farcela da solo. Un nutrizionista o un coach possono fornirle strategie individuali e accompagnarla nel suo percorso. Un cambiamento alimentare a lungo termine porta a un

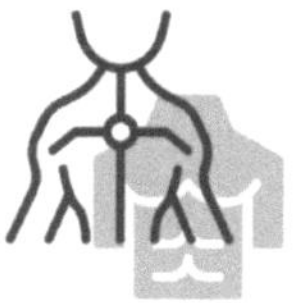

miglioramento della composizione corporea, supporta la riduzione del peso e ottimizza i processi metabolici. [s84] È utile concentrarsi sugli aspetti positivi del cambiamento e premiarsi regolarmente per i successi raggiunti. In questo modo, la motivazione rimane alta nel lungo periodo.

Utile sapere

Motivazione intrinseca

La motivazione intrinseca gioca un ruolo cruciale per il successo della cura del metabolismo, poiché nasce da un impulso interno e quindi ha un effetto più duraturo rispetto a costrizioni esterne. È la chiave per modificare l'alimentazione a lungo termine e stabilire abitudini sane che influenzano positivamente il metabolismo.

Cambiamento metabolico e stile di vita

Successo, sostenibilità e tempo investito nei cambiamenti dello stile di vita correlati alla salute metabolica.

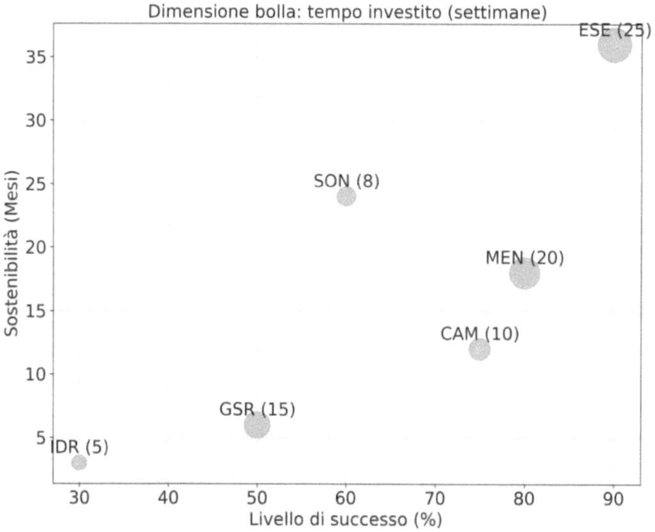

Blasengröße: Tempo investito (Settimane)

CAM: Cambiamenti nella dieta

ESE: Routine di esercizi

GSR: Gestione dello stress

IDR: Aumento dell'idratazione

MEN: Pratica della consapevolezza

SON: Miglioramento del sonno

Il grafico indica una correlazione tra il tempo investito e il successo. Un maggiore investimento di tempo generalmente porta a un maggiore successo. Tuttavia, la sostenibilità non sempre è correlata al successo o al tempo, suggerendo che anche i cambiamenti di successo potrebbero non essere mantenuti a lungo termine. Alcune modifiche di grande successo richiedono meno tempo, indicando strategie efficienti. Coloro che hanno meno successo nonostante un elevato investimento di tempo potrebbero richiedere approcci diversi.

Consigli concreti

- Collegate nuove abitudini a emozioni positive per consolidarle a lungo termine.
- Create punti di ancoraggio fissi nella vostra routine quotidiana che supportino le vostre nuove abitudini, ad esempio una passeggiata dopo pranzo.
- Sfruttate il potere della musica: create playlist per diverse attività, come una playlist motivante per il vostro allenamento o una playlist rilassante per i vostri momenti di riposo.
- Integrate le vostre nuove abitudini nel vostro ambiente sociale: organizzate incontri con amici per cucinare insieme pasti sani o per fare sport.
- Premiatevi regolarmente per i traguardi raggiunti, ma scegliete ricompense che supportino il vostro successo a lungo termine, come un nuovo libro di cucina o una giornata di benessere.
- Riflettete sui vostri progressi e insuccessi e imparate da entrambi: cosa ha funzionato bene, cosa potete migliorare?
- Visualizzate il vostro io futuro con i cambiamenti di stile di vita integrati con successo e sentite l'energia positiva che questa immagine suscita in voi.
- Sviluppate una cultura positiva del fallimento: non vedete i passi indietro come un fallimento, ma come un'opportunità per adattare le vostre strategie e andare avanti con maggiore forza.
- Create un ambiente ispiratore: appendete immagini o citazioni motivanti che vi ricordino i vostri obiettivi.
- Trasformate la vostra vita quotidiana in un gioco: ponetevi piccole sfide e premiatevi per averle completate.
- Trovate il vostro ritmo personale e rispettate le vostre esigenze individuali: ciò che aiuta una persona non deve necessariamente giovare a un'altra.

Revisione - 5. Successo a lungo termine

Il successo a lungo termine nell'ottimizzazione del metabolismo, in particolare nel contesto di una cura del metabolismo senza HCG, si basa su un approccio olistico che va ben oltre i piani dietetici a breve termine. Si tratta di cambiare in modo sostenibile il proprio stile di vita e di sviluppare una profonda comprensione delle complesse interrelazioni tra alimentazione, movimento, sonno, gestione dello stress e il proprio metabolismo. Sebbene il corpo reagisca alla restrizione calorica con una perdita di peso, allo stesso tempo adatta il suo consumo energetico per risparmiare energia. Questa adattamento metabolico può rendere difficile il mantenimento del peso a lungo termine. Per contrastare questo effetto, è importante non solo prestare attenzione a una riduzione calorica equilibrata, ma anche dare priorità al mantenimento della massa muscolare. Il tessuto muscolare consuma più energia rispetto al tessuto adiposo, contribuendo così a un tasso metabolico basale più elevato. Un apporto proteico adeguato, idealmente distribuito durante la giornata, è essenziale, soprattutto per le persone anziane.

Oltre all'alimentazione, la flessibilità metabolica gioca un ruolo cruciale per il tuo successo a lungo termine. Questa descrive la capacità del tuo corpo di passare in modo efficiente tra diverse fonti di energia – principalmente glucosio e acidi grassi. Un metabolismo flessibile può facilmente passare dalla combustione dei carboidrati a quella dei grassi quando il glucosio scarseggia, ad esempio durante il digiuno o l'attività fisica. Per allenare la tua flessibilità metabolica, integra regolarmente fasi senza assunzione di cibo nella tua routine quotidiana, ad esempio attraverso il digiuno intermittente. Sperimenta con diversi metodi di digiuno, come il pasto limitato nel tempo, e trova la variante che meglio si adatta al tuo stile di vita. Anche una dieta a ridotto contenuto di carboidrati può aiutare il tuo corpo ad abituarsi alla combustione dei grassi. Ricorda che il cambiamento richiede tempo e pazienza.

Un altro fattore importante per il successo sostenibile è l'ottimizzazione del sonno. Un sonno adeguato, in particolare il sonno profondo, è essenziale per un metabolismo funzionante. La mancanza di sonno disturba l'equilibrio ormonale, influisce sulla regolazione dell'appetito e può portare a attacchi di fame. Presta attenzione a un ritmo sonno-regolare, crea un ambiente di sonno rilassante e evita caffeina e alcol prima di andare a letto. Anche la gestione dello stress gioca un ruolo importante nell'ottimizzazione del metabolismo. Lo stress cronico porta a un aumento della secrezione di cortisolo, il che favorisce l'aumento di peso, in particolare nella zona addominale. Integra tecniche di rilassamento come yoga, meditazione o rilassamento muscolare progressivo nella tua vita quotidiana per ridurre lo stress e migliorare il tuo benessere emotivo.

In definitiva, il cambiamento comportamentale sostenibile è la chiave per il successo a lungo termine. Fissa obiettivi realistici, suddividi progetti più grandi in passi più piccoli e premiati per i successi raggiunti. Documenta i tuoi progressi, ad esempio in un diario alimentare, per mantenere alta la tua motivazione. Cerca supporto da familiari, amici o un coach professionista. Il percorso verso l'ottimizzazione del metabolismo è un viaggio individuale che richiede tempo e pazienza. Rimani concentrato, credi in te stesso e celebra i tuoi successi: vedrai che i tuoi sforzi porteranno risultati a lungo termine e che potrai raggiungere i tuoi obiettivi.

Offerte aggiuntive gratuite in programma

Siamo lieti di potervi offrire in futuro materiali supplementari gratuiti per questo libro:

- Un capitolo bonus esclusivo con contenuti aggiuntivi
- Un riassunto compatto dell'intero libro in formato PDF
- Una versione radiodrammatica (In Programma)

La pubblicazione di questi materiali è prevista per 2025.
Vi invitiamo a visitare il nostro sito web già da oggi. Non appena il nostro servizio newsletter sarà attivo (previsto per 2025), potrete registrarvi per ricevere aggiornamenti e non perdere alcuna novità sulle offerte aggiuntive gratuite.

www.SaageBooks.com/it/
cura_metabolica_senza_hcg-bonus-1O724Y

Cari lettori,

Siamo profondamente onorati che abbiate dedicato del tempo a leggere il nostro libro dall'inizio alla fine. Il nostro più grande desiderio è fornirvi preziose intuizioni e una guida pratica. La vostra fiducia nel nostro lavoro significa molto per noi. Speriamo che la lettura sia stata arricchente per voi. Se avete domande o suggerimenti, non esitate a contattarci attraverso il nostro sito web.

Se avete apprezzato questo libro, gradiremmo molto una recensione onesta. Potete facilmente lasciare la vostra valutazione onesta sulla piattaforma di vendita dove avete acquistato il libro.
Grazie per il vostro supporto!

Bendis Saage

Saage Media GmbH - Squadra

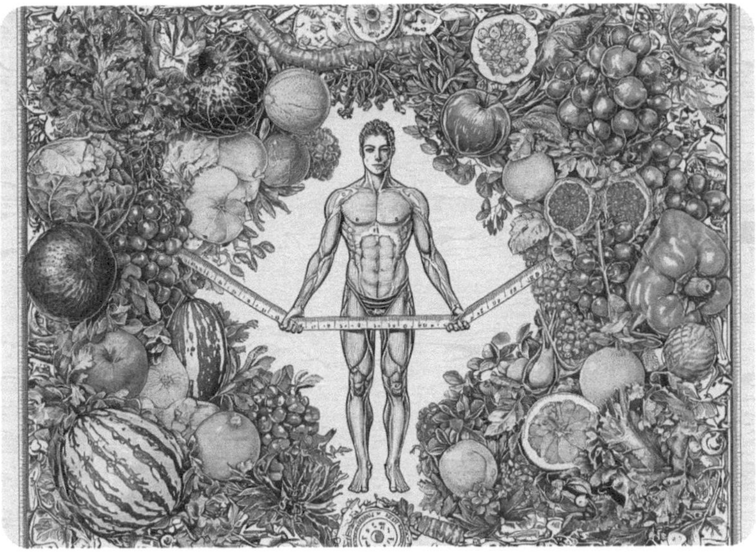

www.SaageBooks.com/it

Scopri di più! Il nostro sito web editoriale ti offre una vasta selezione di libri aggiuntivi. Oltre ai contenuti gratuiti e ai materiali bonus esclusivi, troverai anche informazioni approfondite sulle nostre opere. Sfoglia la nostra vasta offerta digitale e lasciati ispirare da ulteriori esperienze di lettura.

www.SaageBooks.com/it

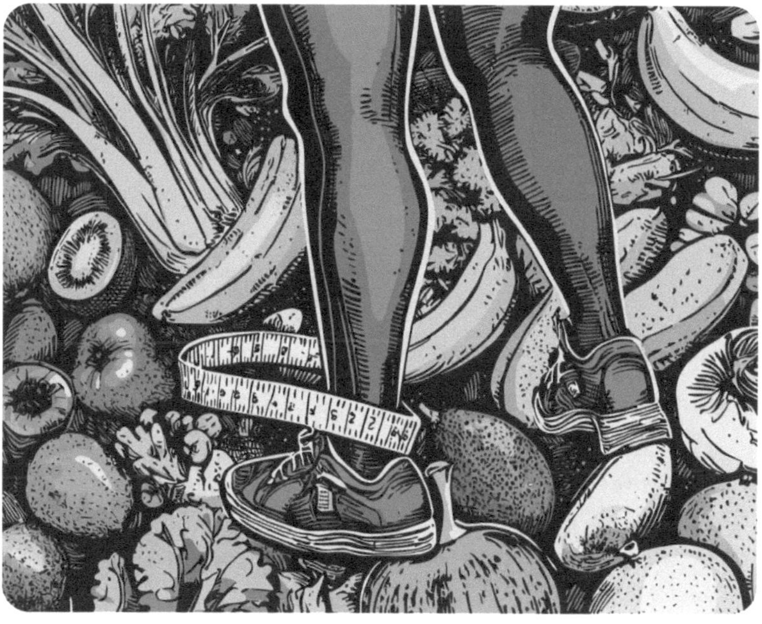

Fonti

I nostri sinceri ringraziamenti vanno a tutti gli autori delle fonti scientifiche e non scientifiche citate, ai gestori dei siti web referenziati e ai creatori delle immagini, grafiche e studi utilizzati, il cui prezioso lavoro ha contribuito alla creazione di questo libro.
Per ulteriori informazioni, ti consigliamo di visitare i siti web delle fonti. Se riscontri errori di mappatura o altre incongruenze, ti preghiamo di contattarci.

Tutte le fonti sono state consultate l'ultima volta il: 2025-02-11

[s1] - https://pmc.ncbi.nlm.nih.gov/articles/PMC4324360/

Autore:	Takara L Stanley, Steven K Grinspoon	**Titolo:**	Effects of Growth Hormone Releasing Hormone on Visceral Fat, Metabolic and Cardiovascular Indices in Human Studies
di:	Massachusetts General Hospital and Harvard Medical School	**DOI:**	10.1016/j.ghir.2014.12.005
Data:	2014 Dec 20	**Sito web:**	PubMed Central (PMC)
Editore:	Growth hormone & IGF research : official journal of the Growth Hormone Research Society and the International IGF Research Society		

[s2] - https://pmc.ncbi.nlm.nih.gov/articles/PMC9387720/

Autore:	Matti L Gild, Mark Stuart, Roderick J Clifton-Bligh, Audrey Kinahan, David J Handelsman	**Titolo:**	Thyroid Hormone Abuse in Elite Sports: The Regulatory Challenge
DOI:	10.1210/clinem/dgac223	**Data:**	2022 Apr 19
Sito web:	PubMed Central (PMC)	**Editore:**	The Journal of Clinical Endocrinology and Metabolism

[s3] - https://pmc.ncbi.nlm.nih.gov/articles/PMC5783752/

Autore:	Stephen D Anton, Keelin Moehl, William T Donahoo, Krisztina Marosi, Stephanie Lee, Arch G Mainous, III, Christiaan Leeuwenburgh, Mark P Mattson	**Titolo:**	Flipping the Metabolic Switch: Understanding and Applying Health Benefits of Fasting
di:	National Center for Biotechnology Information (NCBI)	**DOI:**	10.1002/oby.22065
Data:	2017 Oct 31	**Sito web:**	PubMed Central (PMC)
Editore:	Obesity (Silver Spring, Md.)		

[s4] - https://pmc.ncbi.nlm.nih.gov/articles/PMC9036397/

Autore:	Jasper Most, Leanne Maree Redman	**Titolo:**	Impact of calorie restriction on energy metabolism in humans
di:	Pennington Biomedical Research Center, Nutrition and Movement Sciences, Maastricht University Medical Center	**DOI:**	10.1016/j.exger.2020.110875
Data:	2020 Feb 11	**Sito web:**	PubMed Central (PMC)
Editore:	Experimental gerontology		

[s5] - https://pmc.ncbi.nlm.nih.gov/articles/PMC4516560/

Autore:	Ruth E Patterson, Gail A Laughlin, Dorothy D Sears, Andrea Z LaCroix, Catherine Marinac, Linda C Gallo, Sheri J Hartman, Loki Natarajan, Carolyn M Senger, María Elena Martí nez, Adriana Villaseñor	**Titolo:**	INTERMITTENT FASTING AND HUMAN METABOLIC HEALTH
di:	Moores UCSD Cancer Center, University of California, San Diego	**DOI:**	10.1016/j.jand.2015.02.018
Data:	2015 Apr 6	**Sito web:**	PubMed Central (PMC)

[s6] - https://pmc.ncbi.nlm.nih.gov/articles/PMC7589116/

Autore:	Thomas M Barber, Stefan Kabisch, Andreas F H Pfeiffer, Martin O Weickert	**Titolo:**	The Health Benefits of Dietary Fibre
DOI:	10.3390/nu12103209	**Data:**	2020 Oct 21
Sito web:	PubMed Central (PMC)	**Editore:**	Nutrients

[s7] - https://pmc.ncbi.nlm.nih.gov/articles/PMC5783752/

Autore:	Stephen D Anton, Keelin Moehl, William T Donahoo, Krisztina Marosi, Stephanie Lee, Arch G Mainous, III, Christiaan Leeuwenburgh, Mark P Mattson	**Titolo:**	Flipping the Metabolic Switch: Understanding and Applying Health Benefits of Fasting
DOI:	10.1002/oby.22065	**Data:**	2017 Oct 31
Sito web:	PubMed Central (PMC)		

[s8] - https://pmc.ncbi.nlm.nih.gov/articles/PMC8871334/

Autore:	Abdullah Alfaifi, Salem Bahashwan, Mohammed Alsaadi, Hafiz Malhan, Aqeel Aqeel, Waiel Al-Kahiry, Hussein Almehdar, Ishtiaq Qadri	**Titolo:**	Metabolic Biomarkers in B-Cell Lymphomas for Early Diagnosis and Prediction, as Well as Their Influence on Prognosis and Treatment
di:	King AbdulAziz University; Fayfa General Hospital, Ministry of Health; Prince Mohammed Bin Nasser Hospital, Ministry of Health	**DOI:**	10.3390/diagnostics12020394
Data:	2022 Feb 3	**Sito web:**	PubMed Central (PMC)
Editore:	Diagnostics		

[s9] - https://pmc.ncbi.nlm.nih.gov/articles/PMC10200802/

Autore:	Shanze Chen, Abdullah FUH Saeed, Quan Liu, Qiong Jiang, Haizhao Xu, Gary Guishan Xiao, Lang Rao, Yanhong Duo	**Titolo:**	Macrophages in immunoregulation and therapeutics
DOI:	10.1038/s41392-023-01452-1	**Data:**	2023 May 22
Sito web:	PubMed Central (PMC)	**Editore:**	Nature Publishing Group

[s10] - https://www.ncbi.nlm.nih.gov/books/NBK500006/

Autore:	Muhammad A. Shahid, Muhammad A. Ashraf, Sandeep Sharma	**Titolo:**	Physiology, Thyroid Hormone
di:	StatPearls Publishing	**Data:**	2023/06/05
Sito web:	NCBI Bookshelf	**Editore:**	StatPearls Publishing

[s11] - https://pmc.ncbi.nlm.nih.gov/articles/PMC5783752/

Autore:	Stephen D Anton, Keelin Moehl, William T Donahoo, Krisztina Marosi, Stephanie Lee, Arch G Mainous, III, Christiaan Leeuwenburgh, Mark P Mattson	**Titolo:**	Flipping the Metabolic Switch: Understanding and Applying Health Benefits of Fasting
di:	University of Florida; National Institute on Aging Intramural Research Program; Johns Hopkins University School of Medicine	**DOI:**	10.1002/oby.22065
Data:	2017 Oct 31	**Sito web:**	PubMed Central (PMC)

[s12] - https://pmc.ncbi.nlm.nih.gov/articles/PMC8471656/

Autore:	Andreas Pinter, Peter Schwarz, Sascha Gerdes, Jan C Simon, Anja Saalbach, James Rush, Nima Melzer, Thomas Kramps, Benjamin Häberle, Maximilian Reinhardt	**Titolo:**	Biologic Treatment in Combination with Lifestyle Intervention in Moderate to Severe Plaque Psoriasis and Concomitant Metabolic Syndrome: Rationale and Methodology of the METABOLyx Randomized Controlled Clinical Trial
DOI:	10.3390/nu13093015	**Data:**	2021 Aug 29
Sito web:	PubMed Central (PMC)	**Editore:**	Nutrients

[s13] - https://www.ncbi.nlm.nih.gov/books/NBK500006/

Autore:	Muhammad A. Shahid, Muhammad A. Ashraf, Sandeep Sharma	**Titolo:**	Physiology, Thyroid Hormone
di:	StatPearls Publishing	**Data:**	2023/06/05
Sito web:	NCBI Bookshelf	**Editore:**	StatPearls Publishing

[s14] - https://pmc.ncbi.nlm.nih.gov/articles/PMC5783752/

Autore:	Stephen D Anton, Keelin Moehl, William T Donahoo, Krisztina Marosi, Stephanie Lee, Arch G Mainous, III, Christiaan Leeuwenburgh, Mark P Mattson	**Titolo:**	Flipping the Metabolic Switch: Understanding and Applying Health Benefits of Fasting
di:	National Center for Biotechnology Information (NCBI)	**DOI:**	10.1002/oby.22065
Data:	2017 Oct 31	**Sito web:**	PubMed Central (PMC)
Editore:	Obesity (Silver Spring, Md.)		

[s15] - https://pmc.ncbi.nlm.nih.gov/articles/PMC9227827/

Autore:	Magda Correia, Francisco Santos, Rita da Silva Ferreira, Rita Ferreira, Bruno Bernardes de Jesus, Sandrina Nó brega-Pereira	**Titolo:**	Metabolic Determinants in Cardiomyocyte Function and Heart Regenerative Strategies
di:	University of Aveiro	**DOI:**	10.3390/metabo12060500
Data:	2022 May 31	**Sito web:**	PubMed Central (PMC)

[s16] - https://pmc.ncbi.nlm.nih.gov/articles/PMC10434832/

Autore: R Noah Perry, Diana Albarracin, Redouane Aherrahrou, Mete Civelek
Titolo: Network Preservation Analysis Reveals Dysregulated Metabolic Pathways in Human Vascular Smooth Muscle Cell Phenotypic Switching
di: University of Virginia
DOI: 10.1161/CIRCGEN.122.003781
Data: 2023 Jun 30
Sito web: PMC
Editore: Circulation. Genomic and Precision Medicine

[s17] - https://pmc.ncbi.nlm.nih.gov/articles/PMC5783752/

Autore: Stephen D Anton, Keelin Moehl, William T Donahoo, Krisztina Marosi, Stephanie Lee, Arch G Mainous, III, Christiaan Leeuwenburgh, Mark P Mattson
Titolo: Flipping the Metabolic Switch: Understanding and Applying Health Benefits of Fasting
di: University of Florida; National Institute on Aging Intramural Research Program; Johns Hopkins University School of Medicine
DOI: 10.1002/oby.22065
Data: 2017 Oct 31
Sito web: PubMed Central (PMC)

[s18] - https://pmc.ncbi.nlm.nih.gov/articles/PMC5751801/

Titolo: Abstracts from the 9th Biennial Scientific Meeting of the Asia Pacific Paediatric Endocrine Society (APPES) and the 50th Annual Meeting of the Japanese Society for Pediatric Endocrinology (JSPE): Tokyo, Japan. 17-20 November 2016
di: National Center for Biotechnology Information (NCBI)
DOI: 10.1186/s13633-017-0054-x
Data: 2017 Dec 28
Sito web: PMC (PubMed Central)

[s19] - https://pmc.ncbi.nlm.nih.gov/articles/PMC7682452/

Autore: Ilse Reinders, Hanneke A H Wijnhoven, Satu K Jyväkorpi, Merja H Suominen, Riikka Niskanen, Judith E Bosmans, Ingeborg A Brouwer, Kristien S Fluitman, Michel C A Klein, Lothar D Kuijper, Laura M van der Lubbe, Margreet R Olthof, Kaisu H Pitkälä, Rachel Vijlbrief, Marjolein Visser
Titolo: Effectiveness and cost-effectiveness of personalised dietary advice aiming at increasing protein intake on physical functioning in community-dwelling older adults with lower habitual protein intake: rationale and design of the PROMISS randomised controlled trial
di: Vrije Universiteit Amsterdam, University of Helsinki, Amsterdam UMC, Sahlgrenska Academy, University of Gothenburg, Department of Computer Science, University of Gothenburg
DOI: 10.1136/bmjopen-2020-040637
Data: 2020 Nov 20
Sito web: PubMed Central (PMC)
Editore: BMJ Open

[s20] - https://pmc.ncbi.nlm.nih.gov/articles/PMC7455583/

Autore:	Mathilde Simonson, Yves Boirie, Christelle Guillet	**Titolo:**	Protein, amino acids and obesity treatment
di:	UNH, Unité de Nutrition Humaine, CHU Clermont-Ferrand, Service de Nutrition Clinique, CRNH Auvergne, INRA, Université Clermont Auvergne, 63000 Clermont-Ferrand, France	**DOI:**	10.1007/s11154-020-09574-5
Data:	2020 Aug 21	**Sito web:**	PubMed Central (PMC)
Editore:	Reviews in Endocrine & Metabolic Disorders		

[s21] - https://pmc.ncbi.nlm.nih.gov/articles/PMC4377487/

Autore:	Tae Won Kim, Jong-Hyun Jeong, Seung-Chul Hong	**Titolo:**	The Impact of Sleep and Circadian Disturbance on Hormones and Metabolism
di:	Department of Psychiatry, College of Medicine, The Catholic University of Korea	**DOI:**	10.1155/2015/591729
Data:	2015 Mar 11	**Sito web:**	PubMed Central (PMC)
Editore:	International Journal of Endocrinology		

[s22] - https://pmc.ncbi.nlm.nih.gov/articles/PMC5783752/

Autore:	Stephen D Anton, Keelin Moehl, William T Donahoo, Krisztina Marosi, Stephanie Lee, Arch G Mainous, III, Christiaan Leeuwenburgh, Mark P Mattson	**Titolo:**	Flipping the Metabolic Switch: Understanding and Applying Health Benefits of Fasting
DOI:	10.1002/oby.22065	**Data:**	2017 Oct 31
Sito web:	PubMed Central (PMC)	**Editore:**	Obesity (Silver Spring, Md.)

[s23] - https://pmc.ncbi.nlm.nih.gov/articles/PMC9182756/

Autore:	Sofia Cienfuegos, Sarah Corapi, Kelsey Gabel, Mark Ezpeleta, Faiza Kalam, Shuhao Lin, Vasiliki Pavlou, Krista A Varady	**Titolo:**	Effect of Intermittent Fasting on Reproductive Hormone Levels in Females and Males: A Review of Human Trials
di:	University of Illinois at Chicago	**DOI:**	10.3390/nu14112343
Data:	2022 Jun 3	**Sito web:**	PMC
Editore:	Nutrients		

[s24] - https://pmc.ncbi.nlm.nih.gov/articles/PMC5783752/

Autore:	Stephen D Anton, Keelin Moehl, William T Donahoo, Krisztina Marosi, Stephanie Lee, Arch G Mainous, III, Christiaan Leeuwenburgh, Mark P Mattson	**Titolo:**	Flipping the Metabolic Switch: Understanding and Applying Health Benefits of Fasting
di:	University of Florida; National Institute on Aging Intramural Research Program; Johns Hopkins University School of Medicine	**DOI:**	10.1002/oby.22065
Data:	2017 Oct 31	**Sito web:**	PubMed Central (PMC)

[s25] - https://pmc.ncbi.nlm.nih.gov/articles/PMC8128723/

Autore:	Sandro La Vignera, Rossella Cannarella, Fabio Galvano, Agata Grillo, Antonio Aversa, Laura Cimino, Cristina M Magagnini, Laura M Mongioì, Rosita A Condorelli, Aldo E Calogero	**Titolo:**	The ketogenic diet corrects metabolic hypogonadism and preserves pancreatic ß-cell function in overweight/obese men: a single-arm uncontrolled study
di:	PubMed Central (PMC)	**DOI:**	10.1007/s12020-020-02518-8
Data:	2020 Oct 15	**Sito web:**	pmc.ncbi.nlm.nih.gov
Editore:	Endocrine		

[s26] - https://pmc.ncbi.nlm.nih.gov/articles/PMC10482777/

Autore:	Elisabetta Camajani, Alessandra Feraco, Ludovica Verde, Eleonora Moriconi, Marco Marchetti, Annamaria Colao, Massimiliano Caprio, Giovanna Muscogiuri, Luigi Barrea	**Titolo:**	Ketogenic Diet as a Possible Non-pharmacological Therapy in Main Endocrine Diseases of the Female Reproductive System: A Practical Guide for Nutritionists
di:	PubMed Central (PMC)	**DOI:**	10.1007/s13679-023-00516-1
Data:	2023 Jul 5	**Sito web:**	pmc.ncbi.nlm.nih.gov
Editore:	Current Obesity Reports		

[s27] - https://www.ncbi.nlm.nih.gov/pmc/articles/PMC8915943/

Autore:	Jenny A Pape, Julianne H Grose	**Titolo:**	The Effects of Diet and Sex in Amyotrophic Lateral Sclerosis
DOI:	10.1016/j.neurol.2019.09.008	**Data:**	2020 Mar 5
Sito web:	PubMed Central (PMC)	**Editore:**	Revue neurologique

[s28] - https://pmc.ncbi.nlm.nih.gov/articles/PMC5783752/

Autore:	Stephen D Anton, Keelin Moehl, William T Donahoo, Krisztina Marosi, Stephanie Lee, Arch G Mainous, III, Christiaan Leeuwenburgh, Mark P Mattson	**Titolo:**	Flipping the Metabolic Switch: Understanding and Applying Health Benefits of Fasting
DOI:	10.1002/oby.22065	**Data:**	2017 Oct 31
Sito web:	PubMed Central (PMC)		

[s29] - https://pmc.ncbi.nlm.nih.gov/articles/PMC11424527/

Autore:	Yumiko Tsushima, Noura Nachawi, Kevin M Pantalone, Marcio L Griebeler, Ula Abed Alwahab	**Titolo:**	Ketogenic diet improves fertility in patients with polycystic ovary syndrome: a brief report
di:	Department of Medicine, Diabetes and Metabolic Care Center, University Hospitals Cleveland Medical Center, Case Western Reserve University School of Medicine, Cleveland, OH, United States; Department of Metabolism, Endocrinology and Diabetes, University of Michigan, Ann Arbor, MI, United States; Endocrinology and Metabolism Institute, Cleveland Clinic Foundation, Cleveland, OH, United States	**DOI:**	10.3389/fnut.2024.1395977
Data:	2024 Sep 12	**Sito web:**	PubMed Central (PMC)
Editore:	Frontiers in Nutrition		

[s30] - https://pmc.ncbi.nlm.nih.gov/articles/PMC11424527/

Autore:	Yumiko Tsushima, Noura Nachawi, Kevin M Pantalone, Marcio L Griebeler, Ula Abed Alwahab	**Titolo:**	Ketogenic diet improves fertility in patients with polycystic ovary syndrome: a brief report
di:	University Hospitals Cleveland Medical Center, Case Western Reserve University School of Medicine; University of Michigan; Cleveland Clinic Foundation	**DOI:**	10.3389/fnut.2024.1395977
Data:	2024 Sep 12	**Sito web:**	PubMed Central (PMC)
Editore:	Frontiers in Nutrition		

[s31] - https://pmc.ncbi.nlm.nih.gov/articles/PMC8128723/

Autore:	Sandro La Vignera, Rossella Cannarella, Fabio Galvano, Agata Grillo, Antonio Aversa, Laura Cimino, Cristina M Magagnini, Laura M Mongioì, Rosita A Condorelli, Aldo E Calogero	**Titolo:**	The ketogenic diet corrects metabolic hypogonadism and preserves pancreatic ß-cell function in overweight/obese men: a single-arm uncontrolled study
di:	University of Catania; University Magna Graecia of Catanzaro; Labogen (Specialized Human Genetics Laboratory)	**DOI:**	10.1007/s12020-020-02518-8
Data:	2020 Oct 15	**Sito web:**	PubMed Central (PMC)
Editore:	Endocrine		

[s32] - https://pmc.ncbi.nlm.nih.gov/articles/PMC10482777/

Autore:	Elisabetta Camajani, Alessandra Feraco, Ludovica Verde, Eleonora Moriconi, Marco Marchetti, Annamaria Colao, Massimiliano Caprio, Giovanna Muscogiuri, Luigi Barrea	**Titolo:**	Ketogenic Diet as a Possible Non-pharmacological Therapy in Main Endocrine Diseases of the Female Reproductive System: A Practical Guide for Nutritionists
di:	PubMed Central (PMC)	**DOI:**	10.1007/s13679-023-00516-1
Data:	2023 Jul 5	**Sito web:**	pmc.ncbi.nlm.nih.gov
Editore:	Current Obesity Reports		

[s33] - https://pmc.ncbi.nlm.nih.gov/articles/PMC5573908/

Autore:	John Blundell, Graham Finlayson, Mads Axelsen, Anne Flint, Catherine Gibbons, Trine Kvist, Julie B Hjerpsted	**Titolo:**	Effects of once-weekly semaglutide on appetite, energy intake, control of eating, food preference and body weight in subjects with obesity
di:	University of Leeds; Novo Nordisk	**DOI:**	10.1111/dom.12932
Data:	2017 May 5	**Sito web:**	PMC (PubMed Central)
Editore:	Diabetes, Obesity & Metabolism		

[s34] - https://pmc.ncbi.nlm.nih.gov/articles/PMC9003261/

Autore:	Natasha K Leeuwendaal, Catherine Stanton, Paul W O'Toole, Tom P Beresford	**Titolo:**	Fermented Foods, Health and the Gut Microbiome
di:	Teagasc Food Research Centre, APC Microbiome Ireland, University College Cork, School of Microbiology, University College Cork	**DOI:**	10.3390/nu14071527
Data:	2022 Apr 6	**Sito web:**	PubMed Central (PMC)

[s35] - https://pmc.ncbi.nlm.nih.gov/articles/PMC5426415/

Autore:	Waqas Sami, Tahir Ansari, Nadeem Shafique Butt, Mohd Rashid Ab Hamid	**Titolo:**	Effect of diet on type 2 diabetes mellitus: A review
di:	Faculty of Industrial Management, Universiti Malaysia Pahang; Department of Public Health & Community Medicine, College of Medicine, Majmaah University; Department of Family Medicine, College of Medicine, Majmaah University; Department of Family and Community Medicine, Faculty of Medicine in Rabigh, King Abdulaziz University	**Data:**	2017 Apr-Jun
Sito web:	PubMed Central (PMC)	**Editore:**	International Journal of Health Sciences

[s36] - https://pmc.ncbi.nlm.nih.gov/articles/PMC6362887/

Autore:	Elias E MAZOKOPAKIS, George SAMONIS	**Titolo:**	Why is Meat Excluded from the Orthodox Christian Diet during Fasting? A Religious and Medical Approach
di:	National Center for Biotechnology Information (NCBI)	**DOI:**	10.26574/maedica.2018.13.4.282
Data:	2018 Dec	**Sito web:**	PubMed Central (PMC)

[s37] - https://pmc.ncbi.nlm.nih.gov/articles/PMC6438434/

Autore:	Adrian L Lopresti, Peter D Drummond, Stephen J Smith	**Titolo:**	A Randomized, Double-Blind, Placebo-Controlled, Crossover Study Examining the Hormonal and Vitality Effects of Ashwagandha (Withania somnifera) in Aging, Overweight Males
di:	National Library of Medicine (NLM), National Institutes of Health (NIH)	**DOI:**	10.1177/1557988319835985
Data:	2019 Mar 10	**Sito web:**	PubMed Central (PMC)
Editore:	American Journal of Men's Health		

[s38] - https://pmc.ncbi.nlm.nih.gov/articles/PMC7043068/

Autore:	Natalia Cano Sokoloff, Madhusmita Misra, Kathryn E Ackerman	**Titolo:**	Exercise, Training, and the Hypothalamic-Pituitary-Gonadal Axis in Men and Women
di:	Neuroendocrine Unit, Massachusetts General Hospital and Harvard Medical School, Boston, Mass., USA; Pediatric Endocrine Unit, Massachusetts General Hospital for Children and Harvard Medical School, Boston, Mass., USA; Division of Sports Medicine, Boston Children's Hospital, Boston, Mass., USA	**DOI:**	10.1159/000445154
Data:	2016 Jun 27	**Sito web:**	PubMed Central (PMC)
Editore:	Frontiers of hormone research		

[s39] - https://pmc.ncbi.nlm.nih.gov/articles/PMC10817090/

Autore:	Wesam A Debes, Munseef Sadaqa, Zsanett Németh, Ahmad Aldardour, Viktória Prémusz, Márta Hock	**Titolo:**	Effect of Resistance Exercise on Body Composition and Functional Capacity in Older Women with Sarcopenic Obesity—A Systematic Review with Narrative Synthesis
DOI:	10.3390/jcm13020441	**Data:**	2024 Jan 13
Sito web:	PubMed Central (PMC)	**Editore:**	Journal of Clinical Medicine

[s40] - https://pmc.ncbi.nlm.nih.gov/articles/PMC8304791/

Autore:	Ellen Niederberger, Michael J Parnham	**Titolo:**	The Impact of Diet and Exercise on Drug Responses
DOI:	10.3390/ijms22147692	**Data:**	2021 Jul 19
Sito web:	PubMed Central (PMC)	**Editore:**	International Journal of Molecular Sciences

[s41] - https://pmc.ncbi.nlm.nih.gov/articles/PMC8882200/

Autore:	Song Ah Chae, Jun Seok Son, Min Du	**Titolo:**	Prenatal exercise in fetal development: a placental perspective
di:	Nutrigenomics and Growth Biology Laboratory, Department of Animal Sciences, Washington State University; Laboratory of Perinatal Kinesioepigenetics, Department of Obstetrics, Gynecology & Reproductive Sciences, University of Maryland School of Medicine	**DOI:**	10.1111/febs.16173
Data:	2021 Sep 12	**Sito web:**	PubMed Central (PMC)
Editore:	The FEBS journal		

[s42] - https://pmc.ncbi.nlm.nih.gov/articles/PMC7768961/

Autore:	Wolfgang Kemmler, Matthias Kohl, Simon von Stengel, Daniel Schoene	**Titolo:**	Effect of high-intensity resistance exercise on cardiometabolic health in older men with osteosarcopenia: the randomised controlled Franconian Osteopenia and Sarcopenia Trial (FrOST)
di:	Institute of Medical Physics, Friedrich-Alexander-University Erlangen-Nürnberg, Erlangen, Germany; Faculty Medical and Life Sciences, Furtwangen University of Applied Sciences, Furtwangen, Germany	**DOI:**	10.1136/bmjsem-2020-000846
Data:	2020 Dec 24	**Sito web:**	PubMed Central (PMC)
Editore:	BMJ Open Sport — Exercise Medicine		

[s43] - https://pmc.ncbi.nlm.nih.gov/articles/PMC8360032/

Autore:	Jamie L Benham, Jane E Booth, Bernard Corenblum, Steve Doucette, Christine M Friedenreich, Doreen M Rabi, Ronald J Sigal	**Titolo:**	Exercise training and reproductive outcomes in women with polycystic ovary syndrome: A pilot randomized controlled trial
DOI:	10.1111/cen.14452	**Data:**	2021 May 3
Sito web:	PubMed Central (PMC)	**Editore:**	Clinical Endocrinology

[s44] - https://pmc.ncbi.nlm.nih.gov/articles/PMC7768961/

Autore:	Wolfgang Kemmler, Matthias Kohl, Simon von Stengel, Daniel Schoene	**Titolo:**	Effect of high-intensity resistance exercise on cardiometabolic health in older men with osteosarcopenia: the randomised controlled Franconian Osteopenia and Sarcopenia Trial (FrOST)
di:	Institute of Medical Physics, Friedrich-Alexander-University Erlangen-Nürnberg, Erlangen, Germany; Faculty Medical and Life Sciences, Furtwangen University of Applied Sciences, Furtwangen, Germany	**DOI:**	10.1136/bmjsem-2020-000846
Data:	2020 Dec 24	**Sito web:**	PubMed Central (PMC)
Editore:	BMJ Open Sport — Exercise Medicine		

[s45] - https://pmc.ncbi.nlm.nih.gov/articles/PMC9932703/

Autore:	Petra Jurić, Dean A Dudley, Peter Petocz	**Titolo:**	Does incorporating high intensity interval training in physical education classes improve fitness outcomes of students? A cluster randomized controlled trial
DOI:	10.1016/j.pmedr.2023.102127	**Data:**	2023 Feb 4
Sito web:	PubMed Central (PMC)	**Editore:**	Preventive Medicine Reports

[s46] - https://pmc.ncbi.nlm.nih.gov/articles/PMC9679409/

Autore:	Dominik Gaser, Christiane Peters, Renate Oberhoffer-Fritz, Miriam Gö tte, Tobias Feuchtinger, Irene Schmid, Bernhard Haller, Irene von Luettichau, Sabine Kesting	**Titolo:**	Effects of strength exercise interventions on activities of daily living, motor performance, and physical activity in children and adolescents with leukemia or non-Hodgkin lymphoma: Results from the randomized controlled ActiveADL Study
DOI:	10.3389/fped.2022.982996	**Data:**	2022 Nov 8
Sito web:	PubMed Central (PMC)	**Editore:**	Frontiers in Pediatrics

[s47] - https://pmc.ncbi.nlm.nih.gov/articles/PMC8939846/

Autore:	Rahizan Zainuldin, Martin G Mackey, Jennifer A Alison	**Titolo:**	Optimal intensity and type of leg exercise training for people with chronic obstructive pulmonary disease
di:	The University of Sydney	**DOI:**	10.1002/14651858.CD008008.pub2
Data:	2011 Nov 9	**Sito web:**	PubMed Central (PMC)
Editore:	The Cochrane Database of Systematic Reviews		

[s48] - https://pmc.ncbi.nlm.nih.gov/articles/PMC6378489/

Autore:	Katherine R Arlinghaus, Craig A Johnston	**Titolo:**	The Importance of Creating Habits and Routine
di:	University of Houston	**DOI:**	10.1177/1559827618818044
Data:	2018 Dec 29	**Sito web:**	PubMed Central (PMC)
Editore:	American Journal of Lifestyle Medicine		

[s49] - https://www.niddk.nih.gov/health-information/diet-nutrition/changing-habits-better-health
Titolo: Changing Your Habits for Better Health - NIDDK
di: National Institute of Diabetes and Digestive and Kidney Diseases (NIDDK)
Data: 2024-12-30
Sito web: NIDDK
Editore: NIDDK - National Institute of Diabetes and Digestive and Kidney Diseases

---

[s50] - https://www.nia.nih.gov/health/exercise-and-physical-activity/four-types-exercise-can-improve-your-health-and-physical
Titolo: Four Types of Exercise Can Improve Your Health and Physical Ability
di: National Institute on Aging (NIA)
Sito web: National Institute on Aging

[s51] - https://pmc.ncbi.nlm.nih.gov/articles/PMC3894304/
Autore: Matthew A Stults-Kolehmainen, Rajita Sinha
Titolo: The Effects of Stress on Physical Activity and Exercise
DOI: 10.1007/s40279-013-0090-5
Data: 2014 Jan
Sito web: PubMed Central (PMC)
Editore: Sports medicine (Auckland, N.Z.)

[s52] - https://www.ncbi.nlm.nih.gov/books/NBK279393/
Titolo: In brief: How does the liver work?
di: Institute for Quality and Efficiency in Health Care (IQWiG)
Data: 2023/02/28
Sito web: NCBI Bookshelf
Editore: Institute for Quality and Efficiency in Health Care (IQWiG)

[s53] - https://pubmed.ncbi.nlm.nih.gov/10895516/
Autore: MacIntosh A, Ball K
Titolo: The effects of a short program of detoxification in disease-free individuals
Data: 2000 Jul
Sito web: PubMed
Editore: Altern Ther Health Med

[s54] - https://pmc.ncbi.nlm.nih.gov/articles/PMC9830300/
Autore: Bilal Niazi, Kareem Ahmed, Mohamed Ahmed, Saad Ali, Kunchang Song, Sameh Elias
Titolo: Drug-Induced Liver Injury from Herbal Liver Detoxification Tea
di: HMH-Palisades Medical Center; University of Washington
DOI: 10.1159/000526311
Data: 2022 Nov 8
Sito web: PubMed Central (PMC)
Editore: Case Reports in Gastroenterology

[s55] - https://pmc.ncbi.nlm.nih.gov/articles/PMC8424975/
Autore: Rose Anne M Abe, Anum Masroor, Arseni Khorochkov, Jose Prieto, Karan B Singh, Maduka C Nnadozie, Muhammad Abdal, Niki Shrestha, Lubna Mohammed
Titolo: The Role of Vitamins in Non-Alcoholic Fatty Liver Disease: A Systematic Review
di: California Institute of Behavioral Neurosciences & Psychology; Khyber Medical College
DOI: 10.7759/cureus.16855
Data: 2021 Aug 3
Sito web: PMC (PubMed Central)
Editore: Cureus

[s56] - https://pmc.ncbi.nlm.nih.gov/articles/PMC8788984/
Autore: Roshanak Khazaei, Alireza Seidavi, Mehrdad Bouyeh
Titolo: A review on the mechanisms of the effect of silymarin in milk thistle (Silybum marianum) on some laboratory animals
DOI: 10.1002/vms3.641
Data: 2021 Oct 2
Sito web: PMC (PubMed Central)

[s57] - https://pmc.ncbi.nlm.nih.gov/articles/PMC5783752/
Autore: Stephen D Anton, Keelin Moehl, William T Donahoo, Krisztina Marosi, Stephanie Lee, Arch G Mainous, III, Christiaan Leeuwenburgh, Mark P Mattson
Titolo: Flipping the Metabolic Switch: Understanding and Applying Health Benefits of Fasting
DOI: 10.1002/oby.22065
Data: 2017 Oct 31
Sito web: PubMed Central (PMC)

[s58] - https://pmc.ncbi.nlm.nih.gov/articles/PMC8788984/
Autore: Roshanak Khazaei, Alireza Seidavi, Mehrdad Bouyeh
Titolo: A review on the mechanisms of the effect of silymarin in milk thistle (Silybum marianum) on some laboratory animals
di: Islamic Azad University, Rasht, Iran
DOI: 10.1002/vms3.641
Data: 2021 Oct 2
Sito web: PubMed Central (PMC)
Editore: Veterinary Medicine and Science

[s59] - https://pmc.ncbi.nlm.nih.gov/articles/PMC4377487/
Autore: Tae Won Kim, Jong-Hyun Jeong, Seung-Chul Hong
Titolo: The Impact of Sleep and Circadian Disturbance on Hormones and Metabolism
DOI: 10.1155/2015/591729
Data: 2015 Mar 11
Sito web: PubMed Central (PMC)
Editore: International Journal of Endocrinology

[s60] - https://pmc.ncbi.nlm.nih.gov/articles/PMC5998335/
Autore: Melanie Schorr, Karen K Miller
Titolo: The endocrine manifestations of anorexia nervosa: mechanisms and management
di: PubMed Central (PMC)
DOI: 10.1038/nrendo.2016.175
Data: 2016 Nov 4
Sito web: PMC
Editore: Nature reviews. Endocrinology

[s61] - https://pmc.ncbi.nlm.nih.gov/articles/PMC8987680/
Autore: Young Sil Eom, Jessica R Wilson, Victor J Bernet
Titolo: Links between Thyroid Disorders and Glucose Homeostasis
DOI: 10.4093/dmj.2022.0013
Data: 2022 Mar 24
Sito web: PubMed Central (PMC)
Editore: Diabetes & Metabolism Journal

[s62] - https://pmc.ncbi.nlm.nih.gov/articles/PMC10907906/

Autore:	Jalormy S Joshi, Amardeep Shanoo, Nainita Patel, Aishwarya Gupta	**Titolo:**	From Conception to Delivery: A Comprehensive Review of Thyroid Disorders and Their Far-Reaching Impact on Feto-Maternal Health
di:	Jawaharlal Nehru Medical College, Datta Meghe Institute of Higher Education and Research, Wardha, IND	**DOI:**	10.7759/cureus.53362
Data:	2024 Feb 1	**Sito web:**	PubMed Central (PMC)
Editore:	Cureus		

[s63] - https://www.ncbi.nlm.nih.gov/books/NBK459248/

Autore:	Supreeya Swarup, Intisar Ahmed, Yulia Grigorova, Roman Zeltser	**Titolo:**	Metabolic Syndrome
di:	StatPearls Publishing	**Data:**	2024/03/07
Sito web:	NCBI Bookshelf	**Editore:**	StatPearls Publishing

[s64] - https://pmc.ncbi.nlm.nih.gov/articles/PMC10603303/

Autore:	Kexin Zhang, Yujie Ma, Youhong Luo, Yixin Song, Guoji Xiong, Yanhui Ma, Xiaodong Sun, Chengxia Kan	**Titolo:**	Metabolic diseases and healthy aging: identifying environmental and behavioral risk factors and promoting public health
di:	Affiliated Hospital of Weifang Medical University; School of Clinical Medicine, Weifang Medical University; Department of Pathophysiology, School of Basic Medical Sciences, Weifang Medical University; Department of Pathology, Affiliated Hospital of Weifang Medical University	**DOI:**	10.3389/fpubh.2023.1253506
Data:	2023 Oct 13	**Sito web:**	PubMed Central (PMC)
Editore:	Frontiers in Public Health		

[s65] - https://www.ncbi.nlm.nih.gov/books/NBK572145/

Autore:	Aisha Farhana, Anis Rehman	**Titolo:**	Metabolic Consequences of Weight Reduction
di:	StatPearls Publishing	**Data:**	2023/07/10
Sito web:	NCBI Bookshelf	**Editore:**	StatPearls Publishing

[s66] - https://pmc.ncbi.nlm.nih.gov/articles/PMC9036397/

Autore:	Jasper Most, Leanne Maree Redman	**Titolo:**	Impact of calorie restriction on energy metabolism in humans
di:	PubMed Central (PMC)	**DOI:**	10.1016/j.exger.2020.110875
Data:	2020 Feb 11	**Sito web:**	pmc.ncbi.nlm.nih.gov
Editore:	Experimental gerontology		

[s67] - https://pmc.ncbi.nlm.nih.gov/articles/PMC8839325/

Autore:	Izzah Vasim, Chaudry N Majeed, Mark D DeBoer	**Titolo:**	Intermittent Fasting and Metabolic Health
di:	Wake Forest University School of Medicine; University of Virginia School of Medicine	**DOI:**	10.3390/nu14030631
Data:	2022 Jan 31	**Sito web:**	PubMed Central (PMC)
Editore:	Nutrients		

[s68] - https://pmc.ncbi.nlm.nih.gov/articles/PMC11519798/

Autore:	Xudong Wang, Liping Wang, Qingyi Hao, Meng Cai, Xueting Wang, Wenlin An	**Titolo:**	Harnessing glucose metabolism with nanomedicine for cancer treatment
di:	National Center for Biotechnology Information (NCBI)	**DOI:**	10.7150/thno.100036
Data:	2024 Oct 17	**Sito web:**	PubMed Central (PMC)
Editore:	Theranostics		

[s69] - https://pubmed.ncbi.nlm.nih.gov/15331386/

Autore:	MacLean PS, Higgins JA, Johnson GC, Fleming-Elder BK, Donahoo WT, Melanson EL, Hill JO	**Titolo:**	Enhanced metabolic efficiency contributes to weight regain after weight loss in obesity-prone rats
DOI:	10.1152/ajpregu.00463.2004	**Data:**	2004 Dec
Sito web:	PubMed	**Editore:**	Am J Physiol Regul Integr Comp Physiol

[s70] - https://pubmed.ncbi.nlm.nih.gov/29870678/

Autore:	Fernández-Verdejo R, Bajpeyi S, Ravussin E, Galgani JE.	**Titolo:**	Metabolic flexibility to lipid availability during exercise is enhanced in individuals with high insulin sensitivity
di:	PubMed	**DOI:**	10.1152/ajpendo.00126.2018
Data:	10/01/2018	**Sito web:**	PubMed
Editore:	Am J Physiol Endocrinol Metab		

[s71] - https://pubmed.ncbi.nlm.nih.gov/3902769/

Autore:	LeBlanc J;Jobin M;Côté J;Samson P; Labrie A	**Titolo:**	Enhanced metabolic response to caffeine in exercise-trained human subjects
di:	National Center for Biotechnology Information (NCBI)	**DOI:**	10.1152/jappl.1985.59.3.832
Data:	1985 Sep	**Sito web:**	PubMed
Editore:	J Appl Physiol (1985)		

[s72] - https://pubmed.ncbi.nlm.nih.gov/34911556/

Autore:	O'Brien KA;McNally BD;Sowton AP; Murgia A;Armitage J;Thomas LW; Krause FN;Maddalena LA;Francis I; Kavanagh S;Williams DP;Ashcroft M; Griffin JL;Lyon JJ;Murray AJ	**Titolo:**	Enhanced hepatic respiratory capacity and altered lipid metabolism support metabolic homeostasis during short-term hypoxic stress
DOI:	10.1186/s12915-021-01192-0	**Data:**	12/15/2021
Sito web:	PubMed	**Editore:**	BMC Biol

[s73] - https://pmc.ncbi.nlm.nih.gov/articles/PMC5783752/

Autore:	Stephen D Anton, Keelin Moehl, William T Donahoo, Krisztina Marosi, Stephanie Lee, Arch G Mainous, III, Christiaan Leeuwenburgh, Mark P Mattson	**Titolo:**	Flipping the Metabolic Switch: Understanding and Applying Health Benefits of Fasting
DOI:	10.1002/oby.22065	**Data:**	2017 Oct 31
Sito web:	PubMed Central (PMC)	**Editore:**	Obesity (Silver Spring, Md.)

[s74] - https://pmc.ncbi.nlm.nih.gov/articles/PMC5399492/

Autore:	Richard S Legro, Silva A Arslanian, David A Ehrmann, Kathleen M Hoeger, M Hassan Murad, Renato Pasquali, Corrine K Welt	**Titolo:**	Diagnosis and Treatment of Polycystic Ovary Syndrome: An Endocrine Society Clinical Practice Guideline
DOI:	10.1210/jc.2013-2350	**Data:**	2013 Nov 20
Sito web:	PubMed Central (PMC)	**Editore:**	The Journal of Clinical Endocrinology and Metabolism

[s75] - https://pmc.ncbi.nlm.nih.gov/articles/PMC6438659/

Autore:	Siew S Lim, Samantha K Hutchison, Emer Van Ryswyk, Robert J Norman, Helena J Teede, Lisa J Moran	**Titolo:**	Lifestyle changes in women with polycystic ovary syndrome
di:	National Center for Biotechnology Information (NCBI)	**DOI:**	10.1002/14651858.CD007506.pub4
Data:	2019 Mar 28	**Sito web:**	PubMed Central (PMC)
Editore:	The Cochrane Database of Systematic Reviews		

[s76] - https://www.niddk.nih.gov/health-information/digestive-diseases/gallstones/dieting

Titolo:	Dieting & Gallstones - NIDDK	**di:**	NIDDK - National Institute of Diabetes and Digestive and Kidney Diseases
Data:	2024-12-13 16:11:32 -05:00	**Sito web:**	National Institute of Diabetes and Digestive and Kidney Diseases
Editore:	NIDDK		

[s77] - https://pmc.ncbi.nlm.nih.gov/articles/PMC9805983/

Autore:	Shinjini Bhattacharya, Rohini Bhadra, Annemie MWJ Schols, Ardy van Helvoort, Sucharita Sambashivaiah	**Titolo:**	Nutrition in the prevention and management of sarcopenia - A special focus on Asian Indians
di:	PubMed Central (PMC)	**DOI:**	10.1016/j.afos.2022.12.002
Data:	2022 Dec 13	**Sito web:**	PubMed Central (PMC)
Editore:	Osteoporosis and Sarcopenia		

[s78] - https://pmc.ncbi.nlm.nih.gov/articles/PMC5783752/

Autore:	Stephen D Anton, Keelin Moehl, William T Donahoo, Krisztina Marosi, Stephanie Lee, Arch G Mainous, III, Christiaan Leeuwenburgh, Mark P Mattson	**Titolo:**	Flipping the Metabolic Switch: Understanding and Applying Health Benefits of Fasting
di:	University of Florida; National Institute on Aging Intramural Research Program; Johns Hopkins University School of Medicine	**DOI:**	10.1002/oby.22065
Data:	2017 Oct 31	**Sito web:**	PubMed Central (PMC)

[s79] - https://pmc.ncbi.nlm.nih.gov/articles/PMC4377487/

Autore:	Tae Won Kim, Jong-Hyun Jeong, Seung-Chul Hong	**Titolo:**	The Impact of Sleep and Circadian Disturbance on Hormones and Metabolism
di:	The Catholic University of Korea	**DOI:**	10.1155/2015/591729
Data:	2015 Mar 11	**Sito web:**	PubMed Central (PMC)
Editore:	International Journal of Endocrinology		

[s80] - https://pmc.ncbi.nlm.nih.gov/articles/PMC8408071/

Autore:	Marianna Pellegrini, Sara Carletto, Elena Scumaci, Valentina Ponzo, Luca Ostacoli, Simona Bo	**Titolo:**	The Use of Self-Help Strategies in Obesity Treatment. A Narrative Review Focused on Hypnosis and Mindfulness
di:	University of Torino	**DOI:**	10.1007/s13679-021-00443-z
Data:	2021 May 29	**Sito web:**	PubMed Central (PMC)
Editore:	Current Obesity Reports		

[s81] - https://dx.doi.org/10.1186/s13048-022-01091-0

Autore:	Zhao, Han, Zhang, Jiaqi, Cheng, Xiangyi, Nie, Xiaozhao, He, Bing	**Titolo:**	Insulin resistance in polycystic ovary syndrome across various tissues: an updated review of pathogenesis, evaluation, and treatment
di:	BioMed Central	**DOI:**	10.1186/s13048-022-01091-0
Data:	2023-01-11	**Sito web:**	Journal of Ovarian Research
Editore:	BioMed Central		

[s82] - https://pmc.ncbi.nlm.nih.gov/articles/PMC3894304/

Autore:	Matthew A Stults-Kolehmainen, Rajita Sinha	**Titolo:**	The Effects of Stress on Physical Activity and Exercise
di:	Yale University School of Medicine	**DOI:**	10.1007/s40279-013-0090-5
Data:	2014 Jan	**Sito web:**	PubMed Central (PMC)

[s83] - https://pmc.ncbi.nlm.nih.gov/articles/PMC6438659/

Autore:	Siew S Lim, Samantha K Hutchison, Emer Van Ryswyk, Robert J Norman, Helena J Teede, Lisa J Moran	**Titolo:**	Lifestyle changes in women with polycystic ovary syndrome
di:	National Center for Biotechnology Information (NCBI)	**DOI:**	10.1002/14651858.CD007506.pub4
Data:	2019 Mar 28	**Sito web:**	PubMed Central (PMC)
Editore:	The Cochrane Database of Systematic Reviews		

[s84] - https://pmc.ncbi.nlm.nih.gov/articles/PMC5783752/

Autore:	Stephen D Anton, Keelin Moehl, William T Donahoo, Krisztina Marosi, Stephanie Lee, Arch G Mainous, III, Christiaan Leeuwenburgh, Mark P Mattson	**Titolo:**	Flipping the Metabolic Switch: Understanding and Applying Health Benefits of Fasting
DOI:	10.1002/oby.22065	**Data:**	2017 Oct 31
Sito web:	PubMed Central (PMC)		

Fonti delle immagini

Le immagini non elencate sono state create internamente o acquisite con licenza appropriata. Tutti i diritti sono riservati per queste immagini.

Per tutte le altre immagini elencate qui:
Nessuna delle immagini è stata modificata, è stata adattata solo la risoluzione. Nella versione eBook, le immagini sono state compilate in collage numerati. Tutte le immagini rimangono soggette alla loro licenza originale e vengono utilizzate secondo i rispettivi termini di licenza. Se riscontri errori di attribuzione o altre discrepanze, contattaci.

Data della revisione finale dell'immagine: 2025-02-11.

Licenza utilizzata

CC0	http://creativecommons.org/publicdomain/zero/1.0/deed.en

Crediti immagini

[i1] - 001_001_001_image_viszerales_fett.jpeg
https://upload.wikimedia.org/wikipedia/commons/8/82/Connective_Tissue_Adipose_%2841066513194%29_%28cropped%29.jpg

Date:	2018-03-26	**di:**	Jmarchn
Artista:	Berkshire Community College Bioscience Image Library	**License:**	CC0

[i2] - 001_001_001_image_keton.jpeg
https://upload.wikimedia.org/wikipedia/commons/c/cb/Ketone_bodies.png

Date:	2007-10-02	**di:**	Edgar181
License:	Public domain		

[i3] - 001_001_002_image_kurzkettige_fettsaeuren.jpeg
https://upload.wikimedia.org/wikipedia/commons/3/32/Valeric-acid-3D-balls-B.png

Date:	2010-08-01	**di:**	Jynto
License:	Public domain		

[i4] - 001_001_002_image_ballaststoffe.jpeg
https://upload.wikimedia.org/wikipedia/commons/3/3d/Fruit%2C_Vegetables_and_Grain_NCI_Visuals_Online.jpg

Date:	1989	**di:**	Lobo
Artista:	Unknown authorUnknown author	**License:**	Public domain

[i5] - 001_001_003_image_insulin.jpeg
https://upload.wikimedia.org/wikipedia/commons/5/57/Human-insulin-hexamer-3D-ribbons.png

Date:	2007-04-22	**di:**	Benjah-bmm27
License:	Public domain		

[i6] - 001_002_001_image_entzuendung.jpeg
https://upload.wikimedia.org/wikipedia/commons/1/1d/Wintertenen.jpg

Date:	2019-08-11	**di:**	Jmarchn
Artista:	Sapp	**License:**	Public domain

[i7] - 001_002_001_image_makrophage.jpeg
https://upload.wikimedia.org/wikipedia/commons/7/74/Hemophagocytosis_1.jpg

Date:	2009-06-06	**di:**	Koenjo~commonswiki
Artista:	Koenjo	**License:**	Public domain

[i8] - 001_002_002_image_schilddruese.jpeg
https://upload.wikimedia.org/wikipedia/commons/e/e1/Capsule_of_the_Human_Thyroid_Gland_%283253405 6467%29.jpg

Date:	2019-03-26	**di:**	Meisam
Artista:	Berkshire Community College Bioscience Image Library	**License:**	CC0

[i9] - 001_003_001_image_entspannungstechniken.jpeg
https://upload.wikimedia.org/wikipedia/commons/8/86/750x500px_photo_10.jpg

Date:	2022-09-23	**di:**	Resimi
Artista:	Unknown authorUnknown author	**License:**	CC0

[i10] - 001_003_002_image_brokkoli.jpeg
https://upload.wikimedia.org/wikipedia/commons/4/4f/Broccoli_Black_rot_%2816096923517%29.jpg

Date:	2015-01-14	**di:**	Awkwafaba
Artista:	Scot Nelson	**License:**	CC0

[i11] - 001_003_002_image_olivenoel.jpeg
https://upload.wikimedia.org/wikipedia/commons/9/9e/Olive_Oil_%28Unsplash%29.jpg

Date:	2016-09-27	**di:**	Fæ
Artista:	robertina	**License:**	CC0

[i12] - 001_003_002_image_schwimmen.jpeg
https://upload.wikimedia.org/wikipedia/commons/e/e3/Father_with_Babygirl_in_a_swimming_pool_-_croppe d.jpg

Date:	2007-11-19	**di:**	Sciencia58
Artista:	U.S. Navy photo by Mass Communication Specialist 3rd Class Angela Grube	**License:**	Public domain

[i13] - 001_003_002_image_fahrrad.jpeg
https://upload.wikimedia.org/wikipedia/commons/f/f8/Voies_cyclables_sur_la_rue.jpg

Date:	2019	**di:**	Miguel Angel Omaña Rojas
License:	CC0		

[i14] - 001_003_002_image_haehnchenbrustfilet.jpeg
https://upload.wikimedia.org/wikipedia/commons/e/ea/Cafe_Caramel_Chicken_breast_and_French_Fries.jpg

Date:	2019-08-26	**di:**	Theipu
Artista:	Yotam Nachum	**License:**	CC0

[i15] - 001_003_003_image_krafttraining.jpeg
https://upload.wikimedia.org/wikipedia/commons/5/5f/Football_strength_image.jpg

Date:	2012-01-02	**di:**	Kam012069
License:	CC0		

[i16] - 002_001_001_image_protein.jpeg
https://upload.wikimedia.org/wikipedia/commons/1/10/PBB_Protein_SEMA3A_image.jpg

Date:	2007-12-18	**di:**	ProteinBoxBot
License:	Public domain		

[i17] - 002_002_002_image_glycerin.jpeg
https://upload.wikimedia.org/wikipedia/commons/c/c7/Glycerol-3D-balls.png

Date:	2007-05-05	**di:**	Benjah-bmm27
License:	Public domain		

[i18] - 002_002_003_image_muskelmasse.jpeg
https://upload.wikimedia.org/wikipedia/commons/f/f6/Muscle_Tissue_Capilary_in_Skeletal_Muscle_%2828089112678%29.jpg

Date:	2018-04-05	**di:**	Meisam
Artista:	Berkshire Community College Bioscience Image Library	**License:**	CC0

[i19] - 002_002_003_image_tofu.jpeg
https://upload.wikimedia.org/wikipedia/commons/0/0d/Udon_Tofu.jpg

Date:	2024-03-02	**di:**	Mantelmoewe
License:	CC0		

[i20] - 002_003_001_image_darmbakterien.jpeg
https://upload.wikimedia.org/wikipedia/commons/6/6c/Bacteroides_biacutis_01.jpg

Date:	2007-03-29	**di:**	Angusmclellan
Artista:	US gov	**License:**	Public domain

[i21] - 002_003_001_image_haferflocken.jpeg
https://upload.wikimedia.org/wikipedia/commons/b/b6/Fruit_and_Honey_French_Oatmeal_2.jpg

Date:	2023-11-28	**di:**	SteinsplitterBot
Artista:	Bajinra	**License:**	CC0

[i22] - 002_003_001_image_nuesse.jpeg
https://upload.wikimedia.org/wikipedia/commons/a/ae/Pecans%2C_hazelnuts%2C_walnuts%2C_almonds%2C_Brazil_nuts_on_a_table_with_logs_2.jpg

Date:	2016-12-22	**di:**	Baileynorwood
License:	CC0		

[i23] - 002_003_001_image_beeren.jpeg
https://upload.wikimedia.org/wikipedia/commons/4/45/Alaska_wild_berries.jpg

Date:	2005-12-11	**di:**	Neutrality
Artista:	U.S. Fish and Wildlife Service	**License:**	Public domain

[i24] - 002_003_002_image_frittierte_speisen.jpeg
https://upload.wikimedia.org/wikipedia/commons/2/2c/Fried-Chicken-Set.jpg

Date:	2011-10-17	**di:**	Evan-Amos
License:	CC0		

[i25] - 002_003_002_image_meeresfruechte.jpeg
https://upload.wikimedia.org/wikipedia/commons/4/45/Seafood_Linguine_%40_the_Caledonian_Hotel%2C_North_Adelaide_20240903-130351.jpg

Date:	2024-09-03	**di:**	RegionVisitor90
License:	CC0		

[i26] - 002_003_002_image_vollkornprodukte.jpeg
https://upload.wikimedia.org/wikipedia/commons/f/f5/QuinoaGrains.jpg

Date:	2008-04-09	**di:**	Ben pcc
Artista:	User:Ben_pcc	**License:**	Public domain

[i27] - 002_003_003_image_curcumin.jpeg
https://upload.wikimedia.org/wikipedia/commons/8/89/Curcumin-enol-3D-balls.png

Date:	2011-01-27	**di:**	Jynto
License:	CC0		

[i28] - 003_001_001_image_flexibilitaet.jpeg
https://upload.wikimedia.org/wikipedia/commons/1/1c/Soldier_running_in_water.jpg

Date:	Taken	**di:**	Giggy
Artista:	Cpl. Earnest J. Barnes	**License:**	Public domain

[i29] - 003_001_001_image_cooldown.jpeg
https://upload.wikimedia.org/wikipedia/commons/0/02/Sweating_for_stunning_scenery_130719-Z-NO327-190.jpg

Date:	2013-07-18	**di:**	Fæ
Artista:	Spc. Tyler Meister	**License:**	Public domain

[i30] - 003_001_002_image_kniebeuge.jpeg
https://upload.wikimedia.org/wikipedia/commons/6/6e/Marine_Corps_officer_candidate_participate_in_physical_training.jpg

Date:	2019-07-29	**di:**	GreenMeansGo
Artista:	U.S. Marine Corps photo by Lance Cpl. Phuchung Nguyen	**License:**	Public domain

[i31] - 003_001_002_image_osteoporose.jpeg
https://upload.wikimedia.org/wikipedia/commons/c/c3/L1_2_vertebral_fracture.jpg

Date:	20 March 2008	**di:**	Rosarinagazo
Artista:	talk	**License:**	Public domain

[i32] - 003_001_003_image_plazenta.jpeg
https://upload.wikimedia.org/wikipedia/commons/3/30/Healthy_Placenta.jpg

Date:	2023-07-09	**di:**	Drscholarnick
License:	CC0		

[i33] - 003_002_001_image_hochintensives_intervalltraining.jpeg
https://upload.wikimedia.org/wikipedia/commons/e/e1/Oscar_Company_%E2%80%93_Incentive_Training_%E2%80%93_Jan._26%2C_2016_160126-M-RK242-119.jpg

Date:	Taken	**di:**	Fæ
Artista:	Lance Cpl. Aaron Bolser	**License:**	Public domain

[i34] - 003_003_002_image_hoehenverstellbarer_schreibtisch.jpeg
https://upload.wikimedia.org/wikipedia/commons/1/1c/Standing_desk_with_stool.jpeg

Date:	30 November 2015	**di:**	FastilyClone
Artista:	Kcida10	**License:**	CC0

[i35] - 004_001_001_image_leber.jpeg
https://upload.wikimedia.org/wikipedia/commons/6/6f/Human_Hepar.jpg

Date:	2007-05-22	**di:**	Konto na chwilę
Artista:	Suseno	**License:**	Public domain

[i36] - 004_001_002_image_mariendistel.jpeg
https://upload.wikimedia.org/wikipedia/commons/3/39/Silybum_marianum_Gaertn._JdP.jpg

Date:	2010-10-17	**di:**	Jebulon
License:	Public domain		

[i37] - 004_001_002_image_pathogener_keim.jpeg
https://upload.wikimedia.org/wikipedia/commons/2/29/Shigella_stool.jpg

Date:	2006-03-04	**di:**	Dwaipayanc
Artista:	Centers for Disease Control and Prevention Publich Health Image Library	**License:**	Public domain

[i38] - 004_002_001_image_cortisol.jpeg
https://upload.wikimedia.org/wikipedia/commons/c/c0/Cortisol-3D-balls.png

Date:	2008-05-26	**di:**	Benjah-bmm27
Artista:	Ben Mills	**License:**	Public domain

[i39] - 004_002_003_image_bauchspeicheldruese.jpeg
https://upload.wikimedia.org/wikipedia/commons/1/12/Pancreas_2.png

Date:	2010-10-02	**di:**	Mikael Häggström
License:	Public domain		

[i40] - 004_003_001_image_zytokin.jpeg
https://upload.wikimedia.org/wikipedia/commons/c/c0/BDNF_1BND.jpg

Date:	2010-11-04	**di:**	Ayacop
License:	Public domain		

[i41] - 004_003_003_image_meditation.jpeg
https://upload.wikimedia.org/wikipedia/commons/0/00/Meditation_Focus_Point.jpg

Date:	2024-12-12	**di:**	Bondigoldwiki
License:	CC0		

[i42] - 005_002_002_image_muskelgewebe.jpeg
https://upload.wikimedia.org/wikipedia/commons/e/ed/Muscle_Tissue_Cardiac_Muscle_%2828184529378%29.jpg

Date:	2018-04-05	**di:**	Meisam
Artista:	Berkshire Community College Bioscience Image Library	**License:**	CC0

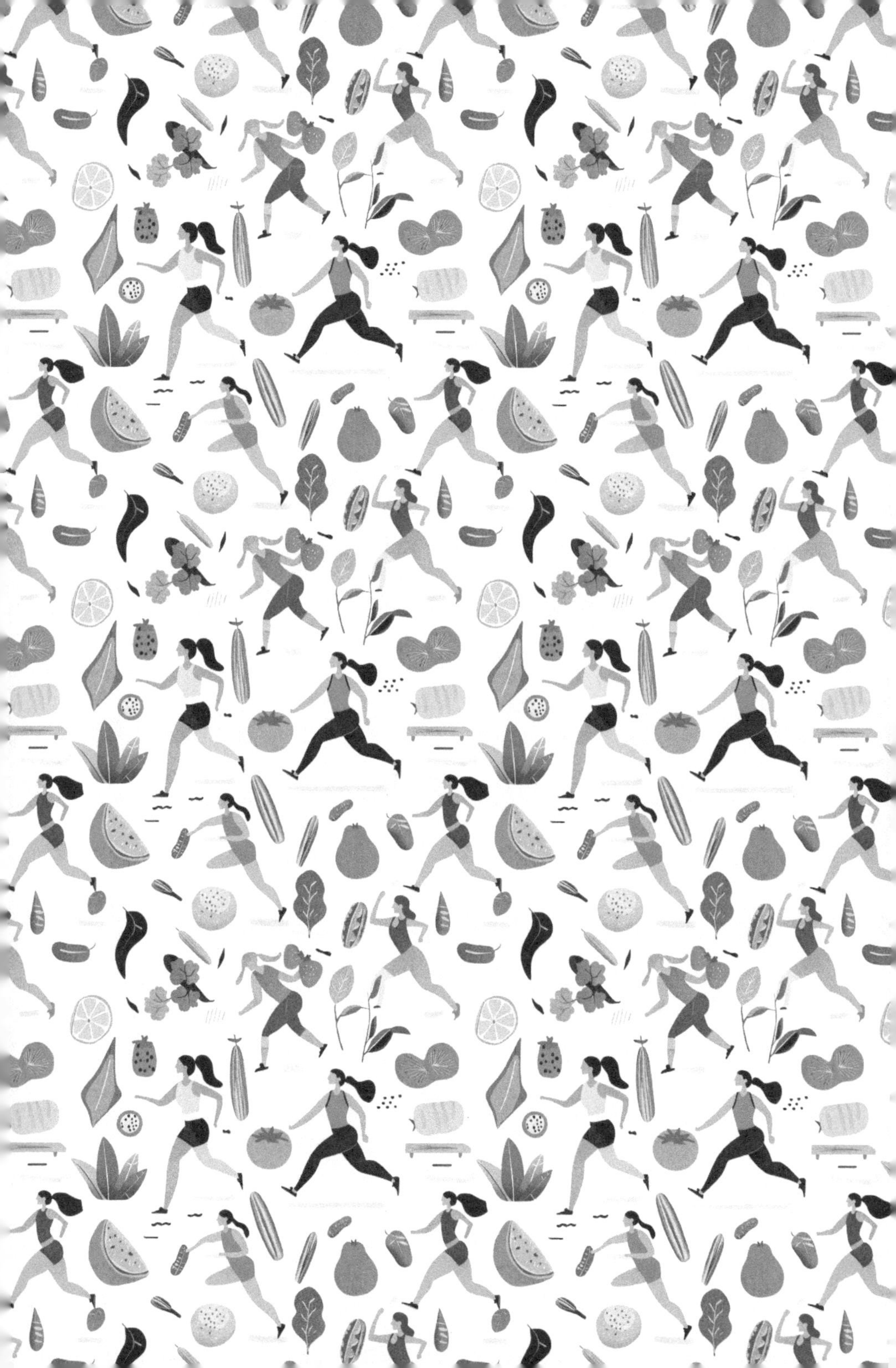

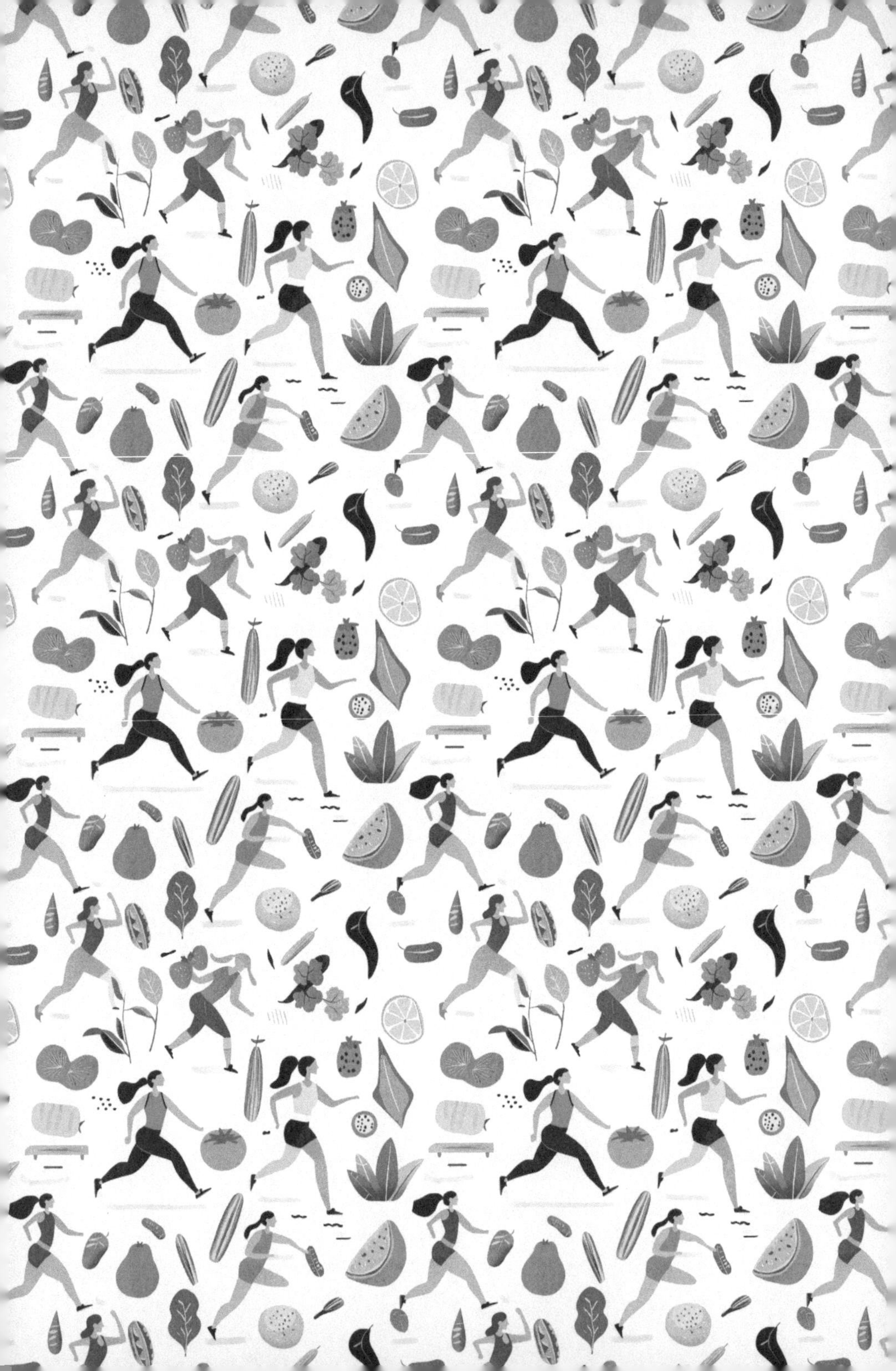

MIX
Papier | Fördert gute Waldnutzung
FSC® C083411

Kolibri 360 GmbH
Ferdinand-Jühlke-Straße 7
99095 Erfurt, Deutschland
produktsicherheit@kolibri360.de